Cornelia Schmitz

Dir werd ich helfen

edition BALANCE

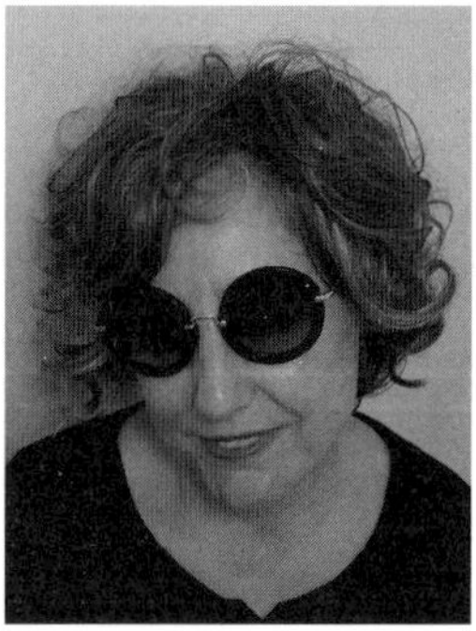

Foto: Matthias Brendel

Cornelia Schmitz, geboren 1960, schreibt unter Pseudonym. Sie ist Übersetzerin und lebt in Köln. Mit der Psychiatrie hat sie verschiedene Erfahrungen gemacht, auch als Patientin. Seit ihrem ersten Krimi, »Betreutes Sterben«, ist sie Mitglied im Syndikat, dem Verband deutschsprachiger Krimischriftsteller- und stellerinnen.

Cornelia Schmitz

Dir werd ich helfen

Ein Werkstattkrimi

Cornelia Schmitz
Dir werd ich helfen
Ein Werkstattkrimi
Edition Balance

1. Auflage 2018
ISBN-Print: 978-3-86739-137-5
ISBN-PDF: 978-3-86739-910-4
ISBN-ePub: 978-3-86739-917-3

Bibliografische Information der Deutschen Nationalbibliothek
Die Deutsche Nationalbibliothek verzeichnet diese Publikation in der Deutschen Nationalbibliografie; detaillierte bibliografische Daten sind im Internet über http://dnb.d-nb.de abrufbar.

Der BALANCE buch + medien verlag ist ein Imprint der Psychiatrie Verlag GmbH, Köln.

Umschlagkonzeption und -gestaltung: GRAFIKSCHMITZ, Köln
unter Verwendung eines Bildes von FCSCAFEINE / shutterstock.com
Lektorat: Sarah Richert, Marburg
Typografiekonzeption, Layout und Fotos im Innenteil: Iga Bielejec, Nierstein
Druck und Bindung: Medienhaus Plump GmbH, Rheinbreitbach

FSC www.fsc.org
MIX
Papier aus verantwortungsvollen Quellen
FSC® C104521

Für meine Mutter
Für Lore, Peter und Vanessa E.

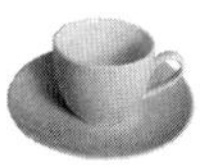

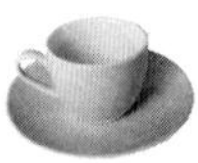

»Ich war immer gesund, abgesehen von Drogen und Alkohol.«
Lemmy Kilmister

Davor ...

Er sah sich in der kleinen Wohnung um. Nahm sein Weinglas, spülte es hastig, stellte es in den Schrank. Spülte auch den Aschenbecher, hatte die Kippen rausgenommen, die würde er später wegwerfen – noch ein Blick durch die Wohnung: Sah es hier nach Streit aus? Nach einer zweiten Person? Nein. Besser so.

Er war nicht oft hier gewesen, drei-, viermal vielleicht. Doch alles war wie immer. Das Bett war nicht gemacht – auch das war wie immer –, nachlässig lag eine Flickendecke darauf, bunt; sie hatte Farben gemocht; überall lag etwas herum, quoll etwas heraus, stand Plunder, als ordentlich konnte man sie beim besten Willen nicht bezeichnen. Auch nicht im Nachruf, obwohl man Toten nichts Böses nachredete. Das war sie nun: tot.

Einen solchen Sturz konnte man nicht überleben.

Aber er war nicht schuld, er hatte das nicht gewollt.

Er war kein schlechter Mensch.

Sie hatten sich gestritten. Tüchtig. Erst war sie froh gewesen, glücklich. Trank aber keinen Wein, was ungewöhnlich war, vor allem, wenn sie strahlte vor Glück.

Sie war im Zimmer herumgelaufen, aufgeregt, mit leuchtenden Augen. »Ich muss dir was erzählen. Was Schönes.«

Später dann das genaue Gegenteil. Tränenbäche, Kummer, Elend, all das. Der labile Typ eben, Borderliner durch und durch. Erst hoben sie einen in den Himmel, und fünf Minuten später war man der letzte Dreck, so machten sie es auch mit sich selbst und allem, was ihnen etwas bedeutete. Triumph und Tränen in einem fort, Aprilwetter, nichts als Emotionen.

Schaudernd trat er auf den Balkon, sah nach unten. Bei Gott, was für ein grässliches Ende. »Ich kämpfe für mein Kind, für meine Liebe«, hatte sie verheult gesagt, theatralisch, so wie in diesen Nachmittagssendungen auf RTL, die sie so gern sah. Und dann, schon im nächsten Augenblick, hatte sie sich über das Geländer geschwungen. Sechster Stock, sie war gewiss tot.

Er hatte doch nur gesagt, dass sie es sich viel zu einfach vorstelle, dass sie alles zu rosig sehe, keine Zukunft habe. Als sie von Heirat gesprochen hatte, hatte er gelacht. Aber er hatte sie nicht ausgelacht, das doch nicht! Sie war nur so ... leichtgläubig gewesen. So ... formbar. Er hatte sie doch nur davor gewarnt, so naiv zu sein. So vertrauensselig. Er hatte sie *aufgeklärt*, verdammt, das hatte er getan! Sie gewarnt. Aber er hatte sie nicht gestoßen, oder? Nur gesagt, sie hätte besser aufpassen sollen.

Er war kein schlechter Mensch.

In einem Impuls nahm er sein Smartphone und machte ein Bild von ihr. Man konnte kaum etwas erkennen, fast nur ein Bündel in der Dunkelheit. Sie war so jung gewesen, so voller Leben. Buchstäblich voller Leben.

Und dann, von einem Moment auf den anderen: Ssssst. Weg. Gar kein Leben mehr.

Montagmittag

Da war sie. Seine Eli. Auf dem Kopf, nachlässig in die blonden Locken gedrückt, saß ein Mützchen, ein Schiffchen, wie es Köche oder Bäcker trugen. In Rot. Um die Taille gebunden eine Schürze, ebenfalls in Rot. Knallrot.

Was machte sie dort in der Kantine? War sie fest angestellt – oder ...?

Sollte er sie ansprechen? Sie hatte zu tun, trocknete Geschirr ab, hatte ihn noch nicht gesehen. Er arbeitete auch, führte ein Interview mit dem Leiter des Sozialen Dienstes, sie machten gerade eine Pause und saßen beim Mittagessen.

Nein, besser, er sprach sie nicht an. Was gab es schon zu sagen? – »Ach, hallo, wie geht's? Was machst du denn so? Dann mal alles Gute!«

Nein. Außerdem: Vielleicht war es ihr peinlich, wenn er sie begrüßte, in dieser Umgebung? Wenn sie ... *beschäftigt* war? Schließlich war das hier nicht gerade das Ritz.

Sie sah schlecht aus, traurig. Fast so traurig wie beim letzten Mal, als sie sich gesehen hatten. Roter Lippenstift, das schon – »Kein

Lippenstift, kein Leben«, das war ihr Motto –, aber sie wirkte müde, strahlte nicht.

Er drehte sich so, dass sie nicht mehr in seinem Blickfeld war, und widmete sich, plötzlich appetitlos, dem Schnitzel auf seinem Teller. Es fühlte sich an, als würde er einen Stein verspeisen.

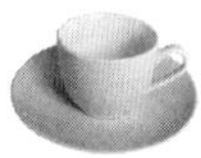

Eli hatte Martin Regener nicht registriert. Ganz gegen ihre Art schenkte sie ihrer Umgebung keinen Blick, sondern war tief in Gedanken. In trüben Gedanken.

Sie konnte nicht fassen, in welche Versammlung von Sonderlingen sie geraten war. Sie war nicht gegen Sonderlinge. Absolut

nicht. Nicht im Geringsten. Im Gegenteil. Sie war bereits des Öfteren in den Nervenkliniken der Bundesrepublik Deutschland gewesen, nicht immer freiwillig, und hatte dort viele Exzentriker gesehen, gegen die Lord Voldemort wie Patenonkel Helmut gewirkt hätte. Sie hatte die Leute gemocht, sich immer bestens mit ihnen amüsiert. Doch das hier, nun, das war des Guten zu viel.

Sie hatte genug. Die Nase gestrichen voll. Adios, du schnöde Welt. Sie würde sich jetzt verabschieden. Die Fliege machen. Sich einfach auf nette Weise aus dem Leben trinken. Und natürlich rauchen. Trinken und rauchen – »der Selbstmord für Leute mit schwachen Nerven«, wie Truman Capote einmal gesagt hatte.

Ende des Lebens der Eli Sudfeldt: Ganz unten. Gelandet in einer Behindertenwerkstatt. Jawohl: Behindertenwerkstatt. Oder: Werkstatt für Menschen mit psychischer Behinderung, um es politisch korrekt auszudrücken.

Da, wo die Leute hinkamen, wenn die Psychiatrie fertig war mit ihnen. Wenn nichts geholfen hatte. Wenn das Problem für immer morgens auf der Bettkante saß und sagte: »Hallöchen, wünsche dir auch einen schönen Tag!« Da, wo viele schon optisch aus der normalen Welt gefallen waren: aufgeschwemmt vom jahrzehntelangen Medikamentenkonsum, verschrammte Haut, nachlässig gekleidet, manche trugen sogar einen Schlüssel um den Hals wie die kleinen Kinder.

Da, wo man zu nichts mehr imstande war, zu nichts zu gebrauchen, außer zum Schräubchen-Sortieren. Endstation, schlimmer als Hartz IV. Aus der Traum. Alles aus und vorbei.

Und an diesem Ort würde sie gewiss nicht mehr als die Zeit verbringen, die es brauchte, um die Leber zu einem Steinklops werden zu lassen. Gewiss nicht. Pillen hatte sie auch genug. Vielleicht konnte man es wie einen Unfall aussehen lassen? Wie sagte man, dachte sie bitter – »Bei leichten Depressionen hilft ein Bad mit ätherischen Ölen, bei schweren Depressionen hilft ein Bad mit Fön.«

Nein, ein Unfall musste es sein. Alle anderen Selbstmordmethoden – erschießen, erhängen, ertrinken – schieden aus. Zu qualvoll, zu schmerzhaft. Zu gewollt. Und da war schließlich immer noch ihre Mutter, die vor Kummer ebenfalls in den Rhein hüpfen würde, wenn ihr Kind sich das Leben nahm.

Oh Mann. Kaum dass die große Erleichterung über das bevorstehende Nirwana einen erreichte und die Qual des Lebens von einem abfiel, tauchte bereits die nächste Hürde auf dem Weg in ein sorgenfreies Jenseits auf: das große W, I und E. Wie stellte man es nur an, sich mit dem gewohnten Savoir-vivre ins Sweet Nothing zu befördern? Wahrhaft, das Leben machte nichts als Probleme bis zum Schluss.

Wie war sie bloß hierhin geraten? Sie konnte doch alles, einfach alles. Auf jeden Fall aber wesentlich mehr als *das hier*. Welche böse Fee hatte dafür gesorgt, dass sie Seite an Seite mit einem Wesen arbeitete, das anscheinend seit Jahrzehnten seinen Körper nicht mehr bewohnte? Gemeinsam mit dem Wesen Teller in die Spülmaschine stellte, die Teller abtrocknete und sie an ein zweites Wesen weiterreichte, das nun schon seit über einem Monat – die Zeit, die Eli bereits in der Werkstatt verbrachte – kein Wort gesprochen hatte.

Eli schämte sich. Zutiefst. Man hatte bei ihr schon vor langer Zeit eine bipolare Störung diagnostiziert, Typ I, das hieß: mit Wahnbildung. Schon diese Diagnose konnte Eli nur schwer beziehungsweise gar nicht verdauen. Sie war nicht verrückt. Ihrer Meinung nach war sie nur manchmal besser, manchmal schlechter gelaunt. Das waren alle, oder nicht? Das war ganz normal. Man hatte ihr Krankheitseinsicht nahegelegt, besser noch Krankheitsakzeptanz. Nun, Eli hatte ein ganzes Arsenal von Geschichten auf Lager, mit denen sie Krankheitseinsicht vortäuschen konnte – ohne Einsicht führte kein Weg aus einer psychiatrischen Klinik. Aber Akzeptanz? Das stand auf einem ganz anderen Blatt.

Und nun sollte sie das hier akzeptieren? Sie, die Expertin für ... eben ... alles ... sollte tatsächlich nur noch zu Hilfsarbeiten in der Lage sein, in einer Reihe mit ... mit ... nun ... *Behinderten*?

Nein. Sie schämte sich. Kam aus dem Schämen gar nicht mehr heraus. Eine Werkstatt. Einhundert Prozent erwerbsgemindert. Freier Fall ins Nichts.

Außerdem war da noch die Sache mit Regener. Martin Regener. Journalist beim Rheinischen Echo. Mit ihm war es nun aus.

Sie hatte ihn vor zwei Jahren kennengelernt, in der Psychiatrie. Wo sonst? Eli kam es bald so vor, als habe sie schon ihr ganzes Leben in der Psychiatrie zugebracht. Tatsächlich hatten Regener und sie dort aufregende Zeiten miteinander erlebt: Ein Pharmaunternehmen war in einen illegalen Medikamententest verwickelt gewesen, Patienten waren gestorben, sie hatten das zusammen aufgeklärt, oh, es waren spannende Zeiten. Eli hatte Regener das Leben gerettet, sie hatten sich ineinander verliebt, und sie war glücklich gewesen wie nie zuvor in ihrem Leben.

Er litt damals unter einem Burnout, während sie ... nun, sie hatte gute Laune gehabt. Außerordentlich gute. Die Psychiater nannten das Manie. Das, was sie jetzt fühlte, nannten sie Depression. Die dauerte nun schon lange.

Gut ein Jahr war es jetzt her, dass Regener und sie auseinander waren, und genauso lange lebte sie nun schon im Dunkeln und betete, dass sehr bald alles aus und vorbei sein möge.

Es hatte nicht geklappt mit ihm. Na und? Scheiß drauf. Verpiss dich, Regener. Es gab noch andere Männer, so viele Männer. Nur nicht aus Liebe weinen. Eine Nacht in einer Bar würde die Sache wieder ins Lot bringen. Die Beine übereinanderschlagen, die Haare zurückstreichen, ein, zwei Drinks, fertig.

Wenn sie nur Lust gehabt hätte, auszugehen. Hatte sie aber nicht. Mit der Liebe war es aus.

Blieb die Arbeit. Nun, das hier konnte man wohl kaum Arbeit nennen, oder? Nicht, wenn man Philosophin war und an einem Buch schrieb, das der Wurf des Jahrhunderts war. Na ja, Philosophie*studentin*. Philosophiestudentin *gewesen war*, denn mit dem Studium war es nun auch aus, sie hatte es versäumt, sich rechtzeitig zurückzumelden, war mal wieder in der Psychiatrie gewesen, hatte sich nach der Trennung für gar nichts mehr interessiert.

Da war diese Frau in der Klinik gewesen, diese Sozialtante. Die sprach von Tagesstruktur, einem geregelten Leben, Eli solle etwas Ruhe in dasselbe bringen, einen Plan machen. Eli hatte die Ohren auf Durchzug gestellt, wie sie das bei Gesprächen mit Sozialarbeitern grundsätzlich tat, hatte nicht hingehört, war nicht bei der Sache gewesen, war bei überhaupt keiner Sache mehr gewesen.

Und dann, schwups, hatte die Tante einen Antrag fertig gemacht, schwups, hatte Eli einen Termin bei der Agentur für Arbeit gehabt, noch während sie im Krankenhaus war. Die Beamtin dort hatte ebenfalls von der Tagesstruktur gesprochen wie vom Heiligen Gral, hatte ihr in hellblauen Farben ausgemalt, wie segensreich eine geregelte Tätigkeit für ihre Gesundheit und ihren Geldbeutel wäre – man zahle sogar für Eli in die Rente ein! Sie war begeistert gewesen von der Aussicht, eine schwierige Klientin vermitteln zu können, hatte letztlich aber auch einen Entzug der Mittel bei Nichtkooperation angedeutet. Dann hatte sie ihr ein Formular vorgelegt, angekreuzt, wo sie zu unterschreiben hätte. Mit einer nonchalanten Geste hatte Eli unterzeichnet, gar nicht weiter hingesehen, so, wie man eben eine Bankrotterklärung unterschreibt. Weg mit dem ganzen Plunder, weg mit Eli Sudfeldt, adios, du schnöde Welt. Eli hatte im Bett gelegen und geheult, doch unterschriebene Formulare entfalten Wirkung und nun – befand sie sich in der Werkstatt, Abteilung psychische Behinderungen.

Jeder Morgen begann jetzt mit einem tiefen Schreck, der sich allmählich in ein pochendes, beklommenes Gefühl verwandelte, einen Alb in der Brust: Eli hatte sich anzuziehen, sich in die Bahn zu setzen und sieben Stunden in der hauswirtschaftlichen Abteilung der Behindertenwerkstatt zu verbringen, so wahr ihr Gott helfe. Und dort hatte sie zu spülen und wegzuräumen.

Ich könnte noch Pennerin werden, dachte Eli ernsthaft. Alles noch besser als das hier. Zur Probe hatte sie sich in der Tat bereits vor der Werkstatt auf eine Bank gelegt, war dort aber von einem wahren Obdachlosen abgefangen und angeschnorrt worden. Um zwei Kippen ärmer und ein Gespräch reicher, in dem der Obdachlose seine Beobachtungen über die Welt und vor allem über das Leben auf der Straße mitgeteilt hatte – »Im Winter kannste's echt vergessen, aber echt« –, hatte sie sich gefragt, ob ihr Entschluss tragfähig war.

Verdammt, es musste doch ein Plätzchen auf der Welt für sie geben? Man konnte sich vom Leben doch nicht alles bieten lassen! Eli war ein Stehaufmännchen, eine Kämpfernatur, doch nun kämpfte sie gegen sich selbst, gegen den Wunsch, einfach aufzugeben. Nachts lag sie wach, blicklos ins Dunkle starrend, Grauen erahnend in den Umrissen der Möbel; der Blick in die Zukunft war wie der Weg in eine düstere Schlucht, die Höllenangst einflößte. Eli wollte morgens nicht aufstehen. Doch was war die Alternative? Wenn sie im Bett liegen blieb, wurde nur alles immer schlimmer.

Und sie war nun einmal die Tochter ihrer Mutter, der Frau mit der eisernen Faust in einem Samthandschuh. Mutter Sudfeldt ging arbeiten. Immer. »Sage nie, du kannst das nicht, vieles kannst du, will's die Pflicht.« So lautete jeder zweite Satz, wenn Mutter Sudfeldt auf ihre Tochter einsprach. Zusammenreißen und weitermachen war ihr Credo, war in ihre DNA eingraviert. Also riss auch Eli sich zusammen. Schminkte sich und ging arbeiten.

Dabei wollte sie nur: rauchen und an ihr Ende denken. Oder an Regener.

Sie hatten es versucht. Und wie. Waren total fasziniert gewesen voneinander, verknallt wie die ersten Menschen, füreinander bestimmt, die ganz große Liebe. Sie war sogar eine Weile bei ihm eingezogen, auf Probe.

Ihr war nicht bewusst gewesen, dass sie sich nach etwas gesehnt hatte, was es nun gab: Kontinuität. Sie wusste nicht, wie das war: einen Halt zu haben. Grund unter den Füßen zu spüren. Das Leben zu teilen. Es war, als hätte man eine aufregende, gefahrvolle Reise auf einem unbeständigen Schiff hinter sich und sähe nun den Leuchtturm auf heimatlichem Boden.

Nur dass sie weiterhin schwankte wie auf den Schiffsplanken, auch an Land, auch im sicheren Hafen. Das Schwanken war in ihr.

Und er hatte sie bezaubernd gefunden, sie wirklich geliebt wie kaum eine vor ihr. Anfangs hatte er es unglaublich aufregend gefunden, dass man nie wusste, was man vorfinden würde, wenn man nach Hause kam. Doch allmählich hatte er begonnen, sich nach ein wenig Gleichförmigkeit zu sehnen. Nach Berechenbarkeit. Planbarkeit.

Es war unmöglich, mit Eli Dinge im Voraus zu planen. Sie traf Entscheidungen, die sie im nächsten Moment wieder verwarf, machte Versprechen, die sie nicht einhielt. Sie lebte für den Augenblick, für das *Heute* und nur dafür. »Jetzt ist jetzt, mein Schatz«, sagte sie, »wer weiß, was wir am nächsten Wochenende machen? Stell dir vor, wir wollten dann eine Weltreise machen und müssten uns stattdessen mit Jörg und Anna treffen, nur weil wir es so verabredet haben. Wie langweilig das wäre!«

Nur dass sie am Wochenende nirgendwohin fuhren. Nichts machten. Weil sie oft genug nur abhing. Nicht aus dem Bett herauskam. Nicht sprach, zu nichts Lust hatte. Wenn er sie dann tröstete, ihr versicherte, dass er sie liebe, tief und innig, freute sie sich.

Sie konnte sich freuen wie ein Kind, sie war auch unordentlich wie ein Kind, ließ ihre Sachen fallen, wo sie gerade ging und stand; Kleider, Bücher und Notizblätter füllten Regeners bis dahin fast zwanghaft aufgeräumte Wohnung, Kaffeetassen standen überall herum, der Inhalt hätte zu schimmeln begonnen, wenn er sie nicht gespült hätte. Sie stellte Joghurt in den Kühlschrank und erwartete, dass er sich fünf Jahre lang hielt; ihr überraschtes Gesicht, dass dem nicht so war, hatte Regener anfangs amüsiert. Später nervte es ihn.

Sie ließ Obdachlose in die Wohnung. »Das ist Jan«, sagte sie beiläufig, »ich habe ihn in der Bahn kennengelernt, er hat Hunger. Kann er ein paar Nächte hierbleiben?«

Sie lud überhaupt gerne Leute ein, kochte Riesenmenüs für seine Freunde, kaufte großzügig ein und schmiss die Hälfte weg, außerdem sah die Küche danach aus, als lohne es sich schier nicht mehr, sie aufzuräumen. Seine Freunde liebten sie, sie war unendlich witzig, ging in Gesellschaft über sich hinaus, doch Corinna Steier, seine Kollegin und Vertraute beim Rheinischen Echo, hatte ihn in einer stillen Minute eindringlich gefragt, ob das mit Eli *wirklich* für ihn funktioniere.

Sie schlief nicht oder schlecht oder manchmal nur am Tag, dann schlief sie in seinen Armen ein, wenn er von der Arbeit kam und sie zu beruhigen versuchte. Oder sie war aufgekratzt, lustig, erzählte von ihren Plänen, die mindestens den Nobelpreis enthielten, von Projekten, von großen Ideen. Sie wusste selbst, dass das nicht viel Hand und Fuß hatte, sie lachte darüber, überhaupt lachten sie viel zusammen, sie hatte die Gabe, überall das Komische zu entdecken. Wenn sie lebhaft von ihrem Tag erzählte, war es, als sähe er einen Film, eine Komödie.

Doch sie brachte ihn aus der Ruhe. Auch er schlief immer schlechter. Das konnte er sich nicht leisten. Seine Arbeit war anstrengend, und immerhin war auch er nicht grundlos im Krankenhaus gewesen. Er konnte ihr nie lange böse sein, aber er merkte, wie sie ihm Kraft raubte, an seinen Nerven zehrte. Er arbeitete länger, blieb der Wohnung fern, trank auch zu viel.

Dann ihr Umgang mit den Medikamenten, die sie nehmen sollte, nehmen *musste*: Ein geplanter und schrittweiser Umgang damit – auch ein geplantes Absetzen –, das war in Elis Augen etwas für Pussys. Sie nahm die Pillen nach Belieben, so wie ihr der Sinn danach stand, schmiss alles weg, nahm wochenlang gar nichts, um dann die doppelte oder dreifache Dosis eines Medikaments einzuwerfen, je nachdem, wie ihr gerade zumute war. Folglich hatte sie Stimmungsschwankungen, gegen die ein Junkie auf Entzug der Inbegriff von Stabilität war.

Zum Bruch kam es schließlich, weil sie seinen Laptop mitgenommen und verloren hatte. »Schatz, ich wollte doch nur an meinem Buch arbeiten, es tut mir so leid, ehrlich.« Alle seine Notizen waren weg, der Artikel, an dem er gerade arbeitete und den er dringend abgeben musste. Da hatte er es nicht mehr ausgehalten. Als er ihr behutsam erklärte, er wolle eine Pause, eine Weile allein sein, ob sie nicht zunächst in ihre Wohnung zurückkönne, war es ihm vorgekommen, als schubse man ein todkrankes Kind bei Wind und Regen nach draußen – er wusste, dass sie ihn brauchte.

Sie war tödlich verletzt. Packte schnell ihre Sachen, vergaß die Hälfte, versuchte, nicht zu weinen, legte den Schlüssel auf den Tisch und ging. Die Wohnung war plötzlich groß, leise und leer. Er atmete auf, doch schon im selben Augenblick vermisste er sie.

Er hatte nie wieder von ihr gehört. Sie legte auf, wenn er anrief, meldete sich nicht, wenn er auf ihren Anrufbeantworter sprach. Dabei hatte er wirklich nur gewollt, was er gesagt hatte: eine Pause. Er hätte es weiter versucht, hatte nur einen Schritt zurücktreten, einmal durchatmen wollen.

Doch Eli war ein Ganz-oder-gar-nicht-Mensch. Alles oder nichts. Eli hatte sich sicher gefühlt, das erste Mal in ihrem Leben. Der ruhige, freundliche, allzeit verbindliche Regener hatte sie beruhigt, sie nachts in den Schlaf gewiegt, am Tag Dinge begradigt, die für Eli immer krumm zu laufen schienen. Und nun hatte er ihr den Boden unter den Füßen genommen. Sie war zutiefst erschrocken, dass er die Macht dazu hatte.

Er wollte sie nicht mehr, also weg mit ihm und nicht aus Liebe weinen.

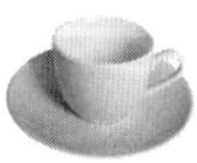

»Frau Sudfeldt, hätten Sie wohl Lust, den Salat für morgen vorzubereiten?«

Elis Vorgesetzte, Frau Maier, Hauswirtschafterin und Leiterin der Kantine, stand vor ihr und hielt auffordernd eine Anrichteplatte in den Händen. Eli schreckte auf. Einen Moment lang wusste sie nicht, wo sie war. Die Kantine hatte sich inzwischen geleert.

»Bitte wischen Sie vorher die Tische ab und stellen die Stühle hoch. Dann kommen Sie zu mir, ich zeige Ihnen, was zu tun ist.«

Mechanisch schnappte sich Eli einen Lappen und machte sich an die Arbeit. Der Raum war hübsch. Hell, überall Blumen, viel Glas, Holzmöbel. In allen Arbeitsbereichen der Werkstatt – Verpackung, Konfektionierung, Montage, Lager, Metallverarbeitung, Versand, Schneiderei, EDV sowie Hausmeisterservice und bei der Gartenbautruppe, die auswärts eingesetzt wurde – hatte man auf eine helle und freundliche Arbeitsumgebung geachtet. Alles war aufgeräumt, gefällig, in erdigen Farben gehalten, viele Pflanzen, Grüntöne. Doch all das munterte Eli absolut nicht auf. Es war und blieb eine Behindertenwerkstatt, oder nicht? Ein Ort weit draußen, der kaum im öffentlichen Bewusstsein auftauchte. Man beschäftigte sich beruflich damit oder das eigene behinderte Kind arbeitete dort, aber niemals, niemals zog man das hier als Arbeitsplatz für sich selbst in Betracht.

Wenn sie überhaupt einmal daran gedacht hatte, dann hatte Eli sich geistig behinderte Menschen vorgestellt, die eben ... betreut werden mussten. Gott allein wusste, was genau sie taten. Aber das war doch kein Platz für sie! Sie war in einem Hörsaal zu Hause, in der Welt, sie definierte sich als Lehrende, als Schriftstellerin. Und nun das hier.

Wie hatte die Dame der Arbeitsagentur gesagt? »Sie brauchen einen Rahmen, endlich eine sinnstiftende Tätigkeit, Frau Sudfeldt, eine Tagesstruktur. Das wird Ihnen ganz sicher helfen, mit der Erkrankung besser klarzukommen. Sie werden sehen, wie hilfreich das ist.«

Nun spülte sie, oft stundenlang, deckte Tische ein, gab Essen aus. War das sinnstiftend? Und was sollte das mit der Tagesstruktur?

Eli mochte den Tag nicht. Denn der Tag führte zu Licht, und das führte zu unschönen Gedanken über die allgemeine Zukunft einer 41-jährigen Langzeitstudentin, Gedanken, die Eli in der Nacht und der Dunkelheit mit einem Glas Wein und einer Packung Valium vergessen konnte – ohnehin war eine Depression am Abend einfacher.

Und sie mochte erst recht keine Struktur in diesem Tag.

Tagesstruktur – schon das Wort war scheußlich. Es klang nach Leuten, die um halb eins »Mahlzeit« zueinander sagten, nach Bürofluren mit grau meliertem Teppich und Landschaftsdrucken von längst toten Malern, nach Eintönigkeit und Langeweile.

Eli mochte es nicht, wenn sie aufwachte und wusste: Um acht wirst du das tun und um elf jenes, und um fünf ist Feierabend. Es deprimierte sie, wenn der Montag vorbei und sonnenklar war, dass der Donnerstag genau gleich aussehen würde. Das langweilte sie.

Sie wollte überrascht werden, wollte jeden Tag ein Geschenk, wollte, dass jeder Tag Weihnachten wäre. Sie mochte es, wenn man ungeniert seinen Einfällen und Launen folgen konnte, wenn der Donnerstag sagte: »Komm mit, ich zeig dir was Hübsches!« Wenn der Donnerstag schon zu sonst nichts Hübschem imstande war, konnte man sich doch wenigstens schon mittags ein Glas Champagner gestatten, nicht? Zur Not blieb man dann eben den ganzen Tag im Bett, na und? Sie mochte es, wenn man tun und lassen konnte, was man wollte, sich die Dinge aus sich selbst heraus entwickelten. Sie wollte das tun, worauf sie *im Moment* Lust hatte.

Nur dass sie momentan auf nichts Lust hatte, außer – auf … – Na und? Wenn schon. Es war *ihr* Leben, sie allein bestimmte es, durch alle Höhen, durch alle Tiefen.

Dann ihre Kollegen in diesem neuen Betrieb: Eli war im Prinzip die Kontaktfreude in Person. Immer gewesen. Doch selbst die merkwürdigsten Verrückten, die Eli bisher in der Psychiatrie kennengelernt hatte, hatten immerhin Kontakt gewollt. Hier dagegen waren etliche … erloschen. Grüßten nicht, gaben auch sonst kein Zeichen von sich und latschten durch die Gegend wie alte Klepper, die sich durch nichts mehr antreiben ließen. Sie sahen aus, als wären sie dem lieben Gott aus der Form gesprungen, sahen aus wie *Behinderte* und wirkten auch so. Obwohl es sich doch um psychisch Kranke handelte, die Eli bislang nie als krank, sondern immer als äußerst gesund, jedenfalls *lebendig* betrachtet hatte. Sie hielten den Kopf gesenkt, hatten Scheuklappen auf, kommunizierten nicht oder jedenfalls nicht mit ihr, nur innerhalb ihrer kleinen Grüppchen.

Die Leute hier waren so … ruhig.

Allerdings lag es nicht nur an den neuen Kollegen, den *Be-*

schäftigten, dass auch Eli weitgehend schwieg. Auch sie schlurfte über das Gelände wie ein Zirkuspferd, das aus dem Trott gekommen war, auch sie hielt den Kopf gesenkt, blickte kaum einmal hoch, zog morgens an, was ihr gerade aus dem Schrank entgegenfiel, hatte ganz gegen ihre Art keine Lust, ein Gespräch anzufangen.

Sie wollte nicht hier sein. Sie wollte niemanden kennenlernen. Nicht aufgehen in dieser Welt. Keine Wurzeln schlagen. Das hier war ein Irrtum. Sie war nicht anwesend.

»Frau Sudfeldt, wenn Sie dann so weit sind?« Wieder stand die Hauswirtschafterin vor ihr und lächelte sie freundlich an. »Übrigens, Ihre Arbeitskleidung, ich glaube, das habe ich Ihnen schon einmal gesagt, entspricht nicht unseren Vorgaben. Wir tragen hier ein Haarnetz und eine schwarze Schürze zu einem grauen T-Shirt mit unserem Logo drauf. Die Arbeitskleidung liegt hinten im Ankleideraum. Aber nun kommen Sie, ich zeige Ihnen die Salatzubereitung.«

Störrisch folgte Eli der Vorgesetzten. Wen zur Hölle interessierte es, was sie hier, in Far-away-Country, im Reich der verlorenen Seelen, anzog? Sah doch eh keiner hin. Schiffchen und Schürze in Rot hatte sie einmal für einen Job in einem Café angeschafft, sie fühlte sich an die Welt da draußen erinnert, wenn sie dies trug. Und nie im Leben würde sie sich ein Haarnetz aufsetzen, mit dem man aussah wie ein Knastinsasse beim Kartoffelschälen. Oder eben wie eine Beschäftigte.

»Pssst ...«, wisperte das Wesen, mit dem Eli eben abgetrocknet hatte, und zupfte sie am Arm, »wenn du dir die Haare hochsteckst, kannst du auch ein weißes Papierschiffchen tragen. Oder du kaufst dir ein schwarzes Schiffchen. Wird dir gut stehen, zu den blonden Haaren.« Damit huschte das Wesen auch schon in die Spülküche zurück.

Erstaunt sah Eli auf. Noch nie hatte das Wesen, eine verblühte Frau um die dreißig, die aussah, als würde sie täglich von ihrem Mann verprügelt, bisher ein Wort gesagt. »Danke«, rief Eli ihr hinterher, »vielen Dank. Das ist nett von dir.« Sie hätte nicht gedacht, dass die Frau sie überhaupt wahrnahm, geschweige denn sich Gedanken über ihr Äußeres machte.

Nicht, dass sie in dieser Sache nachzugeben bereit war. Grau stand ihr nun mal nicht.

»Also«, Frau Maier deutete auf einen Schrank Eli gegenüber, »die Schüsselchen finden Sie dort in der Anrichte. Sie nehmen eine kleine Handvoll Salat, drei Scheiben Tomaten, einige Scheiben Gurken, einen Teelöffel Mais und einen Teelöffel rote Bohnen. Die fertigen Portionen stellen Sie bitte in die Kühlung neben der Essensausgabe. In die Schüssel hier kommt das Dressing. Haben Sie das verstanden, oder haben Sie noch Fragen dazu? Ich bin jederzeit ansprechbar; falls es nicht klappt, kommen Sie einfach auf mich zu, dann können Sie abgelöst werden.«

Falls es nicht klappt?, dachte Eli und schnaubte. Was sollte da nicht klappen? Und hatte die Hauswirtschafterin nicht betont langsam und überdeutlich gesprochen? Oh Gott. Man traute ihr kaum noch zu, Salat anzurichten.

Regeners Besprechung war beendet. Nun saß er unschlüssig in einem kleinen Café unweit der Werkstatt. In einer halben Stunde hatte er auf dem Gelände den nächsten Termin. Seine Gedanken waren bei Eli. Sollte er sie suchen, mit ihr reden? Doch was dann? Er vermisste sie, dachte oft an sie. Er hoffte, dass es ihr gut ging. Was tat sie hier? Wurde sie hier »betreut«, oder hatte sie einen Job? Sie war so voller großer Pläne gewesen, wollte so hoch hinaus. Er fragte sich, wie sie zurechtkam. Falls sie tatsächlich »beschäftigt«

war, musste ihr das hier doch zwangsläufig wie das Ende von allem erscheinen.

Wobei es das nicht sein musste. Die Werkstätten änderten sich. In seiner Besprechung – er schrieb für seine Zeitung eine Serie rund um psychische Erkrankungen und in diesem Zusammenhang auch über die Rheinische Werkstatt für Menschen mit psychischen Behinderungen – war es um die sogenannten »BIAPS« gegangen, betriebsintegrierte Arbeitsplätze, bei denen die Behinderten – die Beschäftigten – in Betrieben auf dem ersten Arbeitsmarkt tätig waren, aber eben zu Konditionen der Werkstatt. Wenn es gut lief, konnte das ein ideales Sprungbrett zurück in die normale Welt sein.

Martin hatte immer noch ein schlechtes Gewissen wegen Eli, fühlte sich verantwortlich für seine wilde kleine Frau. Sie war mit Windstärke zwölf in sein Leben gebraust, hatte alles durchgepustet. Er hatte zwar zum Schluss gewollt, dass die Dinge sich beruhigten. Nun waren seine Abende wieder ruhig, aber auch nur das: ruhig. Und leer.

Wenn er jetzt nach Hause kam, wartete kein Zehn-Gänge-Menü auf ihn, niemand warf sich stürmisch in seine Arme, niemand zauberte eine Überraschung aus dem Nichts hervor. Natürlich, die Wohnung war jetzt immer aufgeräumt, es gab auch keine bösen Überraschungen mehr. Doch mit Eli war in seiner Wohnung Leben gewesen, jede Menge Leben.

Wollte er sie zurück? Wollte sie *ihn* zurück? Er wusste, wie empfindlich sie war, die Trennung hatte ihr gewiss den Boden unter den Füßen weggezogen. Vielleicht war es am besten, sie ganz in Ruhe zu lassen. Vielleicht war das nur fair ihr gegenüber. Ja, das war wohl das einzig Richtige.

In Windeseile hatte Eli die Schüsselchen nach einem schnell ausgedachten Salatportioniersystem gefüllt und war wieder in die Spülküche zurückgekehrt. Sie schnappte sich ein Geschirrtuch, stand niemandem im Weg und ging ihren Gedanken nach. Geübt im Umgang mit ihrer Mutter, der Frau der tausend Augen und der ebenso vielen Ermahnungen, wusste sie, wie man prüfenden Blicken entging und wie man am besten nur so tat, als würde man arbeiten, während man in Wirklichkeit – abschaltete. Es jedenfalls versuchte.

Das wünschte sie sich sehnlichst, einen Aus-Knopf für ihr Gehirn. Für ihr überdrehtes, hellwaches, schnelles Köpfchen, das gerne Überstunden machte, am liebsten nachts, und das ihr momentan Bild um Bild aus den Tagen mit Regener lieferte. Ablenken, dachte sie mechanisch, bloß nicht daran denken, doch natürlich kehrten

ihre Gedanken automatisch zu dem einstigen Geliebten zurück, vorzugsweise zum letzten Tag, wie freundlich er sie angeschaut, wie lieb er sie in den Arm genommen hatte, um den Schlag zu mildern.

Seither hatte sie ständig daran gedacht, was sie falsch gemacht hatte. Wie sie es hätte verhindern können. Jeden Tag ging sie in Gedanken durch, spielte jede Situation nach. Sie war erbarmungslos mit sich selbst, ganz und gar bereit, die Schuld bei sich zu suchen und nur bei sich. Sie saß vor einem Tribunal, doch sie hatte keinen Verteidiger, und der Ankläger wusste alles, hatte alles gesehen, ihre schwächste Stelle, ihre verwundbarste Seite, ihre verborgensten Fehler. Einspruch war nicht möglich, mildernde Umstände nicht gegeben. Der Prozess endete mit – Leere.

Ablenken!, dachte sie erneut und schüttelte unwirsch den Kopf. Regener war Geschichte, und damit Schluss. Doch womit ablenken?

Eli stand ganz allein da, leer, mit ihrem roten Lippenstift, ihrer roten Schürze und dem roten Schiffchen.

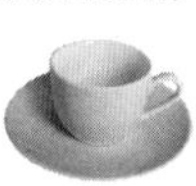

»Frau Sudfeldt, Sie sollten doch den Salat vorbereiten.«

Fragend stand Frau Maier vor Eli und musterte sie. »Sind Sie nicht fertig geworden? Geht es Ihnen nicht gut? Sie sehen blass aus. Möchten Sie sich einen Moment hinsetzen?«

»Nein«, sagte Eli geistesabwesend. »Danke. Alles in Ordnung. Der Salat ist fertig. Steht in der Kühlung.«

»Oh!« Die Wirtschafterin war erfreut »Das ging aber schnell. Hätten Sie dann vielleicht Lust, das Dessert zu portionieren? Heute gibt es Eis mit Schokosauce.«

»Natürlich«, murmelte Eli und folgte der Vorgesetzten in den Kühlraum.

»Sagen Sie, Frau Sudfeldt ...«, Frau Maier nahm Eli erneut prüfend in Augenschein, »... wie geht es Ihnen eigentlich bei uns? Fühlen Sie sich wohl hier, ist die Arbeit in Ordnung für Sie? Mir ist aufgefallen, dass Sie recht zügig arbeiten, nur manchmal nicht ganz bei der Sache sind. Sie sind nun über einen Monat bei uns ... Haben Sie vielleicht Interesse an einer etwas anspruchsvolleren Aufgabe? Möchten Sie einmal andere Bereiche kennenlernen?«

»Hm.« Eli, fern von allem, was sie interessierte, zuckte mit den Achseln. »Um was geht es denn?«

»Nun«, erwiderte die Hauswirtschafterin, »es gibt im Werkstattbereich eine kleine, aber durchaus tüchtige Truppe, die sich um unsere Seminare kümmert. Denen fehlen zurzeit Leute. Wir veranstalten nämlich drüben im Haupthaus Kurse, Seminare und Workshops. Die Teilnehmer werden dort verköstigt, gar nicht schlecht, wie man sagt, die Räume müssen gestellt werden, es hängt etwas Abrechnungswesen daran und so weiter. Die Arbeiten sind also insgesamt umfangreicher und komplexer. Sie würden die Mahlzeiten zum Beispiel selbst zubereiten. Natürlich unter Anleitung. Wäre das was für Sie?«

Eli sah Frau Maier von der Seite an. Anleitung brauchte sie sicher nicht. Weder beim Kochen noch bei sonst was. Sie kam zurecht, besten Dank. Aber komplexe Aufgaben – das konnte sie gebrauchen. Sonst würde sie in der Spülküche noch zu schreien anfangen. Kurz blitzte in ihrem Hirn ein Bild von Regener auf, wie er einmal nachts zum Hauptbahnhof gefahren war, um ihr Zigaretten zu besorgen, wie er dazu noch Wein und Schokolade gekauft hatte und sie die Nacht zu einem kleinen Fest gemacht hatten, so, wie Eli es liebte.

Vergangenheit. Ablenken.

»Ja. Ja, das wäre etwas für mich. Danke.«

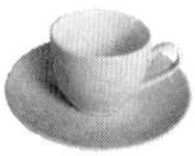

Eli folgte der Haushälterin über das Gelände zum Haupthaus, in dem sich der Seminarbereich befand. Die Rheinische Werkstatt war draußen vor der Stadt in einem strukturschwachen Gebiet angesiedelt und gehörte zu einer Art Zentrum für Menschen mit psychischen Störungen. Zu dem Komplex gehörten eine Ambulanz mit Tagesklinik, Wohnheime für psychisch Kranke, ein Altenheim, Verwaltungsgebäude, eine psychiatrische Klinik mit einem kleinen Park sowie der Sitz des Trägers, der das Zentrum betrieb. Eine Hauptstraße führte am Gebiet vorbei ein, zwei Geschäfte hatten sich hier niedergelassen, ein Café bemühte sich, über die Runden zu kommen. Im Viertelstundentakt fuhr auf der Vorderseite ein Bus ab, auf der Rückseite des Geländes hielt die S-Bahn.

Die Wirtschafterin ging voraus und drückte die Tür zum Haupthaus auf. »Hier im Ernst-Müller-Haus finden die Seminare statt. Sie werden dort einem anderen Gruppenleiter unterstellt sein, dem Herrn Brandt. Mit dem kommen Sie sicher gut aus. Ich stelle Sie Herrn Brandt vor, der wird Ihnen dann alles Weitere zeigen. Ich hoffe, die Arbeit gefällt Ihnen«, lächelte Frau Maier freundlich.

Das Büro des Gruppenleiters lag im ersten Stock. Auf dem Weg kamen sie an einem Tisch vorbei, auf dem etliche Fotos in Trauerrahmen standen. Eli trat einen Schritt näher heran.

»Das«, sagte Frau Maier mit leiser Stimme, »sind unsere verstorbenen Beschäftigten. Einige sind viel zu jung von uns gegangen, wie Sie sehen. Aber es sind auch Unfälle dabei und …« Sie räusperte sich, sah Eli von der Seite an und ging zügig weiter.

… und Selbstmorde, ergänzte Eli düster im Geiste, bald stehe ich hier dabei. Wie ich wohl aussehe, so als Leiche?, dachte sie einen Moment lang interessiert und versuchte, sich in einem der Bilderrahmen zu spiegeln. Eitel!, rief der Ankläger, narzisstisch! Schuldig! In allen Punkten!

Tatsächlich waren viele Beschäftigte auf den Fotos recht jung verstorben, in ihren Fünfzigern. Woran das wohl lag? Hatten sie alle geraucht? Wüst gelebt? Sie sahen jedenfalls danach aus: aufgeschwemmt, verlebte Gesichtszüge, alt. Oder waren das die Folgen der Medikamente? Eli dachte einen Augenblick an den Medikamentenskandal, den sie gemeinsam mit Regener aufgeklärt hatte.

Dann fiel ihr ein Foto auf, das sich von den anderen unterschied. Es zeigte eine junge, hübsche Frau. Kokett legte sie den Kopf schief und lächelte sorglos in die Kamera. Sie hatte schulterlange lichtbraune Haare und bernsteinfarbene Augen. Der lächelnde Mund schien zu sagen: Ich habe mein Leben noch vor mir. Nun war nur noch das Foto von ihr übrig.

»Damit sollten Sie sich nicht belasten.« Frau Maier war zurückgekehrt und nahm das Foto in die Hand. »Es war eine schlimme Geschichte, ein … also ein Suizid. Aus dem heiteren Himmel heraus, so etwas kommt leider vor, obwohl wir uns sehr anstrengen, herauszufinden, ob unsere Leute zurechtkommen. Es ist noch ganz frisch, sie hat noch bis vor Kurzem in der Abteilung gearbeitet, in die ich Sie jetzt bringe. Die Kollegen sind noch ganz erschüttert, das werden Sie vielleicht spüren. Nun, man hätte es Ihnen ohnehin erzählt. Aber jetzt kommen Sie, ich muss auch gleich wieder an die Arbeit.«

Eli sah noch einen Moment auf das Bild im Trauerrahmen. Was für ein Jammer. So eine junge Frau. Mit einer Erkrankung wie der von Eli traf man immer wieder auf Leute, die es nicht mehr ausgehalten hatten. Das war jedes Mal so, als werfe man einen Blick auf das eigene Grab.

Eli senkte den Kopf und folgte Frau Maier, die nun die Tür zu einem etwas größeren Trakt öffnete. Eine geräumige Küche, eine kleinere Teeküche, ein Konferenzraum, ein größerer Saal sowie ein Lagerraum und ein kleines Büro lagen dahinter. In der Küche füllten drei Mitarbeiter kleine Pastetchen mit Käse und Schinken, zwei andere deckten im Konferenzraum sorgsam Stehtische mit Tischdecken, hübsch gefalteten Servietten und poliertem Geschirr.

In der Mitte des Raumes stand ein kräftiger, rothaariger Mann Mitte vierzig mit einem offenen Gesicht über einige Listen gebeugt. Er sah auf, als sie eintraten.

»Hallo, Herr Brandt.« Frau Maier lächelte den Mann an und schob Eli mit fast mütterlichem Stolz ein Stück vor. »Darf ich Ihnen Frau Sudfeldt vorstellen? Sie ist neu bei uns in der Hauswirtschaft, hat vor einem Monat angefangen, und ich glaube, dass sie hier ganz gut zurechtkommen würde. Sie hatten doch unlängst Leute angefordert, nicht?

»Ja, richtig.« Brandt trat näher und guckte interessiert, musterte sie. »Wir könnten hier ganz gut noch jemanden gebrauchen. Haben Sie vielleicht zufälligerweise etwas Erfahrung in der Gastronomie, Frau Sudfeldt?«

»Ja, die hat sie«, erwiderte Frau Maier, »sie hat gekellnert, deswegen hat sie bei uns in der Hauswirtschaft angefangen.«

»Oh! Gekellnert! Heute ist mein Glückstag!«, lachte Brandt. »Ich kriege jemanden, der mir die Teller nicht dem Gast vor die Füße schmeißt, und noch dazu eine so nette junge Frau! Na, dann wollen wir Sie mal anschauen!«

Brandt führte die beiden in sein Büro und schloss die Tür. Er bewegte sich zügig und selbstsicher, mit dem Gebaren eines Menschen, der sich seiner selbst gewiss ist. Er bot Eli einen Platz an, inspizierte sie abermals prüfend und sah in ihre Unterlagen.

»Abitur, Studium ... abgebrochen ... gejobbt ... Erfahrung in der Gastronomie ... aha ... Gastronomie ist gut. Ja, wir können hier Leute gebrauchen, wir haben zurzeit einen kleinen Engpass. Streben Sie die Rückkehr auf den ersten Arbeitsmarkt an? Bei uns sind die Aufgaben etwas anspruchsvoller, etwas komplexer als vielleicht in anderen Arbeitsgebieten – hat Frau Maier Ihnen schon das Wesentliche erklärt?« Ohne eine Antwort abzuwarten, fuhr er fort: »Also, wir machen Mitarbeiterschulungen, Hygieneschulungen, Kochseminare, gewähren Einblicke in die Gastronomie. Wir führen auch Schulungen für andere Werkstätten durch, beispielsweise zu unserem Reinigungskonzept, aber auch pädagogische Seminare. Wir arbeiten also recht eng am ersten Arbeitsmarkt, haben hier sehr viel Kundenkontakt und Terminarbeiten. Überfordert werden sollen Sie aber nicht, selbstverständlich tragen wir Ihrer Störung, Ihrer Erkrankung, Rechnung. Wenn Sie krank sind, dann sind Sie eben krank, deswegen sind Sie ja bei uns. Sie müssen erst mal auf die Beine kommen. Vieles ist auch Routine.« Er musterte Eli nochmals gründlich und erhob sich dann aus dem Stuhl. »Na gut. Lange Rede, kurzer Sinn: Wir werden einfach sehen, wie Sie sich einleben. Ich reiße Ihnen bestimmt nicht den Kopf ab, versprochen. Hand drauf?«

Damit streckte er ihr eine große, sommersprossige Hand hin. Eli, die sowieso der Auffassung war, alles von allein zu können, die sich in der Werkstatt wohl kaum länger als eine Viertelstunde aufhalten würde und die noch nicht sicher war, ob Brandt zu der Kategorie »Sozialfürsorger« gehörte, bei deren Reden sie grundsätzlich glasige Augen bekam, ergriff die Hand und schlug ein.

»Was halten Sie davon, wenn Sie gleich anfangen, Frau Sudfeldt?« Brandt drehte sich zu der Hauswirtschafterin um. »Darf ich Ihren Schützling gleich entführen? Wir haben nachher noch eine

Veranstaltung im Rahmen einer Image-Kampagne des Hauses. Es sind einige Journalisten eingeladen, es wird einen Stehkaffee mit Törtchen geben und ein Abendessen. Für den Kaffee könnte ich Frau Sudfeldt gut gebrauchen, wir haben hier zu wenig Leute, wie gesagt, und dann noch ... na, Sie wissen schon, Frau Samtleben fehlt uns.« Er räusperte sich, sah einen Moment nach unten, wirkte auf einmal nicht mehr ganz so dynamisch.

Eli blickte auf. Frau Samtleben? War das die Mitarbeiterin, die sich das Leben genommen hatte?

»Was ist passiert?«, fragte sie leise. »Ich habe das Foto gesehen. Sie sieht so glücklich aus ...«

»Das war sie auch.« Brandt blickte auf seine Hände, wusste nicht, wohin damit. »Sie wirkte glücklich, aber, nun ja, sie hat sich das Leben genommen, aus heiterem Himmel, wir waren alle geschockt, konnten es nicht glauben. Wenn man es nicht besser wüsste, dann ...« Er schüttelte den Kopf, als wollte er seine Gedanken loswerden, und sagte: »Aber das ist ein recht düsteres Gesprächsthema für Ihren Einstieg hier. Also, wollen Sie gleich anfangen?«

»Nun«, Frau Maier sah Eli zögernd an, »was meinen Sie? Wollen Sie gleich in die Höhle des Löwen? Oder sich erst noch ein wenig schonen, sich geistig vorbereiten?«

Die Höhle des Löwen. Eli dachte daran, wie sie jeden Morgen aus der dunklen Höhle ihres Bettes krabbelte, den Alb auf der Brust, sich zwang, aufzustehen, in der Hoffnung, den trostlosen Gedanken zu entkommen.

Nicht aufgeben! Nie! Wir Sudfeldts halten durch!

Mantra Mutter Sudfeldt, der eisernen Lady, einer Friseurmeisterin mit eigenem Geschäft, die den kleinen Laden in wirtschaftlich wie persönlich schwierigen Zeiten über die Runden gebracht sowie den kranken Ehemann versorgt hatte. Mit ihren Prinzipien, die in Stein gehauen waren, mit einem stählernen Rückgrat, doch mit einem Herzen, das fortwährend in Angst um die Kinder war.

Das arme Mutterherz, das mit der Tochter durch dick und dünn ging, unverbrüchlich, zuverlässig, allgegenwärtig, loyal, für immer. Mutter Sudfeldt hatte mit einem toten Sohn, der ebenfalls psychisch krank gewesen war und sich das Leben genommen hatte, und dem Mann im Pflegeheim schon genug zu knabbern an der Schicksalswurst.

Nein, aufgeben kam nicht infrage. Weder für Mutter Sudfeldt noch für ihre Tochter. Eli sah sich im Raum um. »Ich fange an, wann immer es Ihnen passt! Wie wär's, wenn ich erst mal Kaffee koche?«

»Das ist eine gute Idee!«

Brandt schloss die Datei, nickte Eli anerkennend zu und ging schwungvoll voraus. »Dann woll'n wir mal. Ich vertraue Sie Frau Wagner an, die wird Ihnen alles zeigen und Ihnen über den ersten Tag helfen. Sie ist schon von Anfang an dabei, schmeißt mir den Laden, eigentlich bin ich hier überflüssig.« Er zwinkerte ihnen zu.

Frau Maier lachte und zwinkerte zurück. Dann wandte sie sich Eli zu. »Ich überlasse Sie dann der neuen Abteilung. Alles Gute, Frau Sudfeldt, und viel Spaß an der Arbeit!«

Spaß, dachte Eli trübsinnig und sah der Hauswirtschafterin nach, die in ihr Reich zurückging, Spaß könnte sie jetzt wirklich gut gebrauchen. Eigentlich war sie, Eli Sudfeldt, doch immer Gute-Laune-Mission-Eli, die Spaßbeauftragte der Menschheit, gewesen, der Mittelpunkt jeder Party, die ulkigste Nudel aller Zeiten, immer heiter, immer vergnügt. Wann kamen diese schönen Zeiten wieder?

Tja, dachte Eli. Was sollte man machen? Bad mit ätherischen Ölen oder Bad mit Fön?

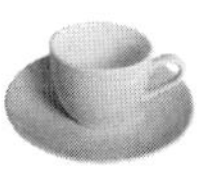

Brandt ging voraus in die Küche, in der noch immer an den Pasteten gearbeitet wurde, und stellte Eli den Kollegen vor. »Frau Wagner,

Herr Krautmann, Frau Achberg, das ist Frau Sudfeldt, sie wird bei uns arbeiten und gleich anfangen. Frau Wagner, könnten Sie die neue Kollegin wohl ein wenig unter Ihre Fittiche nehmen? Am besten, Sie beide garnieren gleich zusammen die Törtchen und bereiten den Kaffee vor, in Ordnung? Frau Sudfeldt, gegen 14 Uhr findet wie gesagt ein Empfang mit Stehkaffee statt. Ist Ihnen Kundenkontakt unangenehm, oder wäre es möglich, dass Sie dort nach dem Rechten schauen? Sie würden das Geschirr abräumen? Selbstverständlich zeigt Ihnen Frau Wagner alles, und ich schaue auch immer wieder vorbei, also keine Bange. Übrigens, Frau Sudfeldt, Ihr Auftritt in Rot, das ist sehr hübsch, aber wenn Sie mit unseren Kunden zu tun haben, tragen Sie bitte die Werkstattkleidung. Dann bis später!«

Geschirr abräumen, Kaffee kochen, Werkstattkleidung – das waren Stichworte, die Eli nur missmutig hörte. Wie gerne hätte sie lieber selbst am Empfang teilgenommen, die Honneurs gemacht, Törtchen verspeist und mit den Journalisten geplaudert, in blendender Eli-Sudfeldt-Laune. Doch war sie momentan dazu überhaupt in der Lage? Ihr Gehirn ... es funktionierte momentan nicht wie gewohnt, die Witze-Abteilung war geschlossen, wusste der Himmel, wann sie wieder öffnete. Sie sehnte sich in ihr Bett zurück, die Decke über dem Kopf.

Eine der drei neuen Kollegen, eine stämmige Mittvierzigerin mit braunen Haaren und einer dicken Brille, lächelte sie freundlich an und streckte eine Hand aus. »Hallo! Schön, dass du bei uns bist, wir können heute Verstärkung gebrauchen. Äh ... ist duzen okay? Normalerweise duzen wir uns hier in der Seminargruppe, aber das kann man natürlich machen, wie man will, manche brauchen etwas Abstand und lassen sich siezen. Jedenfalls, ich bin die Gertrud Wagner.«

»Ich heiße Eli. Duzen geht klar.«

»Fein, dann ist das ja geklärt. Dann komm mal mit, ich zeige dir alles.« Sie lächelte Eli abermals zu, wischte sich die Hände an einer Schürze trocken und ging voraus. Auf dem Weg erklärte sie: »In der großen Küche arbeiten wir meistens, in der kleinen Teeküche machen wir Kaffee und trinken da auch selbst ganz gern mal ein Tässchen«, sie zwinkerte Eli freundlich zu, »Konferenzraum und großer Saal – da finden die Tagungen und Seminare statt, logisch, und dann haben wir noch einen Lagerraum mit unseren Vorräten und Gerätschaften. Das Büro kennst du ja schon. Tja, dann gehen wir jetzt in die Küche zurück und begeben uns an die Törtchen. Kannst du die Sahne schlagen? Ich zeige dir die Maschine.«

Sie führte Eli zu einem Apparat in der Küche, nahm Sahne aus dem Kühlschrank und erklärte ausführlich die Bedienung des Sahnebläsers.

»Kommst du dann klar? Ich hole inzwischen die Törtchen aus dem Lager und helfe kurz im Konferenzraum mit. In fünf Minuten bin ich wieder da. Du schreist, wenn die Sahne steif ist, okay? Beziehungsweise mach einfach diesen Knopf aus, hier.«

Eli nickte. Es war einerseits gut, dass einem hier jedermann alles haarklein erklärte, in der Tat musste sie zugeben, dass sie zurzeit wie benebelt durch den Tag ging. Andererseits fühlte sie sich in ihrem Ego gekränkt, wenn man ihr kaum etwas zutraute. Sie schluckte. Nun – sie war jetzt wohl eine »Behinderte«.

Die beiden anderen in der Küche, ein junger Mann Mitte zwanzig, dessen Gliedmaßen nicht zusammenzupassen schienen, und eine ältere Frau mit strähnigen Haaren und unvorteilhafter Dreiviertelhose, hatten während der ganzen Zeit kaum aufgeblickt und widmeten sich auch jetzt ihrer Arbeit, ohne Eli weiter zu beachten. Die Frau schnitt Pastetchen aus Blätterteig, verfolgte dabei jedoch argwöhnisch das Tun ihres Kollegen.

Der trug Ohrschützer und war dabei, Käse und Schinken zu teilen. Akribisch schnitt er die Lebensmittel in gleich große Hälften, wobei er immer wieder die Portionsgrößen prüfte und dazu sogar eine Art Lineal zu Hilfe zog. Er ging so sorgfältig zu Werke, als wollte er einen Weltraumflug vorbereiten, zupfte hier und da zurecht, doch nichts wollte an seinem Platz bleiben. In seiner Pedanterie wirkte er wie Mr. Bean.

»Das muss nicht ganz so genau sein, Felix.« Die Frau trat hinzu und zeigte ihm eines ihrer Gebäckstücke. »Das wird alles von den Pastetchen bedeckt, das sieht man gar nicht.«

»A-ab-aber, Herr Brandt hat gesagt, es muss drei Mal drei Zentimeter sein!«, entgegnete der junge Mann recht laut und blickte mit weit aufgerissenen Augen auf seine Kollegin.

»Ja, schon ...« Sie legte Schinken und Käse auf das Pastetchen und hielt es dem jungen Mann hin, »aber das ist nur eine Anhaltsgröße, verstehst du, so ungefähr drei mal drei, damit du weißt, was du schneiden kannst. Aber es kommt nicht so ganz genau darauf an.«

»Aber Herr Brandt hat gesagt –«

»Jahaaa«, murmelte die Frau und verdrehte zu Eli blickend die Augen. »Er hat gern äußerst präzise Angaben«, erläuterte sie, »aber dann versucht er, es ganz genau so zu machen, wie Herr Brandt es gesagt hat, und wird zu langsam. Ich bringe das dann in Ordnung. Man muss kontrollieren, was er macht. Ich bin die Melissa. So, hab zu tun.« Damit schnitt sie weiter Teigstückchen auf, gab eine Kräutercreme hinein und belegte sie mit Käse und Schinken. Die fertigen Pastetchen setzte sie auf kleine Servietten mit Spitzenrand.

Wow, dachte Eli. Das war ja schon eine richtige Unterhaltung gewesen, jedenfalls mehr als in ihrer bisherigen Zeit in der Werkstatt, in der man selbst bei den Zigarettenpausen kaum Hallo zueinander gesagt hatte. Wobei ihr die kontrollsüchtige Melissa nicht unbedingt sympathisch war.

Mit einem forschen »Hallöchen, meine Schönen und weniger Schönen, Reichen und Berühmten« betrat nun ein Mann in Jeans, Schlangenlederstiefeln und Lederjacke den Raum. Ausdrucksstarkes Gesicht, Dreitagebart und wellige, dunkle Haare – der Knabe war sexy wie Elyas M'Barek. Munter schwang er sich auf den Stahltisch, auf dem Melissa mit ihrer Arbeit beschäftigt war, und griff sich ein fertiges Stückchen. »Hmmm, leeecker! Ihr macht die besten Sachen hier, sag ich immer. Melissa, Schönheit«, flötete er, »willst du für mich auch mal so was Nettes tun?« Er sah sie anzüglich an und verschlang den Rest.

Fehlte nicht viel, dachte Eli, und er hätte Melissa einen herzhaften Klaps auf den Hintern gegeben. Die Angesprochene wurde rot und sah weg.

»Wo ist denn der Ahmet?«, fragte Dreitagebart und nahm sich noch eine Pastete. »Ist der krank?«

»Ja.« Melissa hatte ihre Fassung wiedergewonnen und bemühte sich um einen strengen Ton: »Der ist krank. Aber du darfst gar nicht hier sein, Florin. Und du darfst nicht auf dem Tisch sitzen. Und unser Zeug essen darfst du auch nicht. Wenn Herr Brandt das sieht, gibt's Ärger.« Sie rückte die Platte mit den Teigrollen weiter weg.

Felix, der den Neuankömmling bisher ignoriert hatte, sekundierte stotternd: »Ja. D-da-das g-gibt Ärger.«

»Oooch, meine Hübschen, nun habt euch doch nicht so«, grinste der Mann in der Fransenjacke, »und den Brandt, den überlasst schön mir. Mit dem werd ich schon fertig. Der sollte besser nicht so großtun. Aber wen haben wir denn hier? Na, du bist ja 'ne richtige Schönheit! Neu im Lande?« Er musterte Eli ausgiebig, sah ihr tief in die Augen und pfiff anerkennend durch die Zähne.

Bevor sie reagieren konnte, kam Gruppenleiter Brandt in die Küche, gefolgt von Elis verhuschter Kollegin aus der Kantine, die ihr vorhin den Tipp mit dem weißen Schiffchen gegeben hatte. Brandt erfasste die Szene mit einem Blick und kommandierte scharf: »Herr Schaffhausen, runter vom Tisch, darauf bereiten wir unsere Speisen zu. Die Sie sich mal wieder haben schmecken lassen, nehme ich an. Bitte unterlassen Sie das in Zukunft. Und bitte lassen Sie die Kolleginnen in Ruhe arbeiten. Im Übrigen: Sie gehören nicht in diese Abteilung. Was genau wollen Sie hier?«

Geschmeidig wie eine Katze glitt Schaffhausen vom Tisch und fixierte den Gruppenleiter. »Immer mit der Ruhe, Herr Brandt«, er betonte das »Herr«, »ich sage nur Guten Tag zu den Damen, besuche die Kollegen, wollte meine Engelchen treffen, nicht, Melissa, Schätzchen? Und da ist ja auch die liebe Frau Hergeister, lange nicht gesehen, hola guapa.«

Ironisch deutete er eine Verbeugung an, betrachtete die Frau, die Brandt mitgebracht hatte und die sich nun anscheinend hinter seinem Rücken zu verstecken versuchte, drehte sich zu Melissa um, die abermals errötete, und fuhr dann, wieder zu Brandt gewandt, fort: »Das heißt, eigentlich bin ich auf der Suche nach Ahmet, ähm, ich meine, Herrn Aktürk. Aber der scheint nicht im Haus zu sein. Na, dann will ich mal wieder weiter, Herr Brandt. Schönen Tag noch, Kollegen, Mesdames! Waren richtig lecker, die Knabbereien hier.«

Wieder hatte er das »Herr« auffällig betont. Verächtlich? Höhnisch? Herausfordernd? Offensichtlich mochten die beiden einander nicht gerade.

Auf dem Weg nach draußen trat er dicht an Eli heran und flüsterte: »Lauf nicht weg, schöne Frau. Ich hab ein Auge auf dich! Man sieht sich!« Abermals fühlte Eli fast einen Klaps auf dem Po. Doch Schaffhausen war bereits durch die Tür.

»Uff!« Die kleine Gruppe in der Küche schien kollektiv aufzuseufzen. Felix sagte stotternd: »I-Ich bin fertig. Drei mal drei. H-Habe nichts davon gegessen.« Dabei stapelte er mit abgezirkelten Bewegungen einige Scheibchen Käse und Schinken übereinander, sodass die Kanten genau zueinanderpassten. Melissa neben ihm rückte die

Platten zurecht, so, als habe Felix ihr zugearbeitet, und präsentierte sie dem Gruppenleiter.

»Prima, Herr Krautmann«, lobte Brandt, »vielen Dank. Dann machen Sie doch jetzt vielleicht eine kleine Pause. Sie können sich fünf Minuten in die Teeküche setzen und ein bisschen spielen. Danach könnten Sie mit Ihren üblichen Arbeiten weitermachen, und dann ist für Sie auch schon bald Feierabend. Einverstanden?«

»Mr. Bean«, wie Eli ihn innerlich getauft hatte, nickte und verschwand wie der Blitz in der Teeküche. Von der anderen Seite schob sich Gertrud Wagner in den Raum.

»So«, Brandt sah sich in der Küche um, als wollte er prüfen, ob die Luft wieder rein war, »Sie wissen ja, Sie dürfen sich gegenseitig in einem gewissen Rahmen besuchen, wenn es die Arbeit nicht behindert. Aber der gute Herr Schaffhausen ... ist ein wenig ... zu vorlaut. Ich denke, wir werden das in Zukunft unterbinden.« Er schüttelte den Kopf, anscheinend in Gedanken bei dem provozierenden Auftritt des Werkstatt-Beaus, und fuhr dann energisch fort: »Nun habe ich Ihnen aber noch eine neue Kollegin mitgebracht. Das ist Frau Melanie Hergeister, sie wird unsere Gruppe verstärken. Frau Hergeister, am besten, Sie halten sich an Frau Wagner hier und Frau ... äh ... Sudfeldt und schauen sich heute erst einmal alles in Ruhe an. In gut einer Stunde beginnt der Empfang mit dem Kaffee, für das Abendessen später werden noch weitere Kräfte eintreffen. Für Sie alle ist aber, wie gewohnt, um 16 Uhr 30 Schluss.«

Eli nickte und dachte daran, wie auffällig, regelrecht respektlos Schaffhausen mit Brandt umgegangen war. Weswegen? Und ob der Gruppenleiter sich wehren konnte? Interessant. Die neue Abteilung schien gewisse Untiefen zu haben.

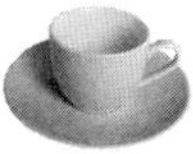

Nicht weit entfernt von der Werkstatt saß ein junger Mann in dem kleinen Zimmer, das ihm vom »Betreuten Wohnen« gestellt worden war, und hatte ein Problem. Er versuchte, sich eine Zigarette zu drehen. Das klappte nicht so gut mit zitternden Fingern und krümeligen Tabakresten. Der Mann war nervös. Er hieß Ahmet Aktürk, das Problem waren Drogen. Weniger die Drogen als vielmehr der Dealer derselben und die Tatsache, dass er bei dem gewisse finanzielle Verpflichtungen hatte, die man besser nicht hat. Er brauchte das Zeug, dringend, er konnte spüren, wie alles in ihm danach gierte. Doch noch dringender brauchte er Geld. Sein Lieferant hatte ihm unmissverständlich klargemacht, dass er sehr bald Kohle sehen wollte, Asche, Penunzen, Mammon. Seit gut zwei Wochen versteckte er sich vor dem in der Bude, traute sich nicht mehr in die Werkstatt. Wenn er dem Wichser nicht umgehend die Schulden zahlte, plus Zinsen satt, würde der ihn – nun, er war nicht konkret geworden, doch Aktürk hatte in seinem Muffzimmer reichlich Zeit und Ruhe gehabt, sich auszumalen, was ihm blühte.

Er zündete sich die Zigarette an. Die letzte, Tabak war auch aus. Scheiße. Sein Problem brauchte eine Lösung.

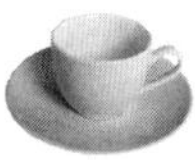

Eli und ihre neuen Kolleginnen saßen um einen Tisch, garnierten Törtchen – je ein Sahneröschen und eine halbe Kirsche – und besprachen die Lage. Das heißt, Gertrud besprach die Lage. Melanie, die mit zitternden Händen versuchte, die Kirschen so zu platzieren, dass sie die Röschen gut zur Geltung brachten, kam mit ihrer Arbeit kaum zurande und sprach kein Wort. Dafür hörte sie mit großen Augen zu, als Gertrud auf Schaffhausen zu sprechen kam, den sie abwechselnd als losen Vogel, Tunichtgut, Lump und Hallodri bezeichnete und von dem sich fernzuhalten sie den beiden Kolleginnen dringend anriet. Sie deutete Dinge an, »die ihr nicht wirklich wissen wollt«, und schwieg zunächst vielsagend, als zumindest Eli anklingen ließ, dass ihr Wissensdurst grenzenlos sei. Depression oder nicht, Eli war seit jeher neugierig wie ein Äffchen gewesen. Und sie wollte andere Gedanken in ihrem Kopf – nichts lenkte so schön ab wie das Schicksal anderer Leute. Nach einigem Betteln und Große-Augen-Machen ließ Gertrud, die wusste, wie man ein Publikum unterhielt, aber doch die Katze aus dem Sack: »Der Schaffhausen«, flüsterte sie und beugte sich verschwörerisch vor, »der macht vor keiner halt. Vor keiner. Der hat sogar was mit einer *Gruppenleiterin.*« Danach lehnte sie sich erwartungsvoll zurück, als hätte sie gesagt: »Der Schaffhausen ist direkt ein Fall für Satan!«

»Na und?« Eli wunderte sich. Das war alles? Gertrud hatte »Gruppenleiterin« derart betont, als hätte Florin eine Affäre mit einem Wesen vom anderen Stern. Doch die Anleiter waren ... einfach nur Vorgesetzte, nicht? Und in jedem Betrieb gab es Verhältnisse zwischen Vorgesetzten und deren Untergebenen.

»Was, na und?« Gertrud schrie beinahe, ihrerseits pikiert, dass die Sensationsbombe nicht die gewünschte Wirkung entfaltet hatte, dämpfte aber dann wieder die Stimme. »Das ist hier streng verboten, ein Unding! Das geht gar nicht!«

»Wieso denn nicht?«, fragte Eli und hätte das Thema gerne weiter vertieft, doch Gertrud schüttelte nur vielsagend den Kopf, als verstünde sich die Sache von selbst.

»Es geht *gar* nicht. Punkt. Und jetzt sage ich nichts mehr, ist nicht meine Art, dieses Tratschen. Ich sage nur ein letztes Mal: Haltet euch von dem Schaffhausen fern. Und auch vor dem, was der so im Angebot hat.«

Damit presste sie die Lippen zusammen und drückte eine Kirsche so fest in das Sahneröschen, dass die Creme nach allen Seiten spritzte.

Bei all diesen Reden schien Melanie sich immer weiter in sich selbst verstecken zu wollen, auch ihre kleinen Dekoobjekte gerieten immer mehr aus der Form, bis Eli es nicht mehr aushielt und vorschlug, eine rauchen zu gehen. Streng genommen durfte man nur in den Ruhezeiten rauchen, doch Eli legte Regeln gewohnt kreativ aus. Wenngleich Pausen großzügig bemessen waren: Man hatte gerade mit der Arbeit begonnen, da war auch schon wieder Zeit für eine Zigarette, einen Kaffee oder Essen.

Draußen vertraute Melanie Eli mit leiser Stimme stockend an, dass »der Florin eigentlich gar nicht so schlimm« sei, dass man ihn nur zu nehmen wissen müsse und dass er es als Kind schwer gehabt habe – reiche Leute, strenger Vater, habe den Jungen verprügelt bis zum Gehtnichtmehr, die Eltern hätten den Sohn aufgegeben, als sich rausstellte, dass er »es nicht bringen« würde. Er arbeite hier im Gartenbau, aber nur so lange, bis er was Besseres gefunden habe, das hier sei nichts für ihn.

»Woher weißt du das alles?« Eli betrachtete erstaunt die unscheinbare Frau mit der herausgewachsenen Dauerwelle in undefinierbarer Farbe, die im Vergleich zu früher geradezu von Worten übersprudelte. Woraufhin die murmelte, sie habe den Florin »mal ein bisschen besser gekannt«.

»Und die Gertrud«, ereiferte sich Melanie, »die will sich doch nur wichtigmachen mit ihrem ›Haltet euch von dem Schaffhausen fern und was der im Angebot hat‹, was weiß die schon! Der Florin, der will es zu was bringen, der will hier nicht versauern! Und wenn der was mit einer Gruppenleiterin hat, na und, ist doch dem seine Sache, geht die gar nix an. Außerdem isses eine aus der Verwaltung, keine Anleiterin. So manch einer hat hier vielleicht was am Laufen, der Schein trügt, das kann ich dir sagen! Den Florin kann sowieso keine binden, der ist mal hier, mal dort. Für den ist das Ganze hier nur ein Sprungbrett. Der ist ... was Besonderes. Meine Meinung.«

Damit zog sie noch einmal fest an der schon bis zum Stummel herabgebrannten Zigarette und sah Eli gerade in die Augen.

Hm, dachte die. Interessant, das alles. Kein ganz so toter Ort, diese Werkstatt. Ein schlimmer Finger mit schwerer Kindheit, der gar nicht *so* schlimm war und den keine halten konnte? Bei diesen Worten fühlte sie unwillkürlich ein gewisses vergessen geglaubtes Kribbeln. Natürlich würde sie sich nie wieder auf einen Mann einlassen, so viel stand fest. Das Vergehen einer Liebe, noch dazu einer so großen, wie sie sie erlebt hatte, war zu schmerzvoll.

Eine Liebe war wie eine Wand, wie eine Mauer. Zuerst war die Mauer solide, das Fundament bestand aus Herzrasen und Schmetterlingen im Bauch, die Steine aus den Charakterzügen, die man am Partner mochte und für die man voller Bewunderung war, der Mörtel aus all den Kleinigkeiten, die man toll fand, aus all den Erlebnissen, die man zusammen hatte, all den Liebesworten, die man sich zuflüsterte in der Nacht. Dann kamen die Risse in der Mauer. Eine spitze Bemerkung hier, eine Kränkung dort, ein Streit, noch ein Streit, dann ein Streit, der an Schärfe alles Vorhergegangene übertraf, Worte, die man nicht mehr zurücknehmen konnte. Die Liebesmauer zerbröselte, stattdessen gab es da plötzlich eine Grenze, wurde eine Feindesmauer errichtet, ein Bollwerk gegen die Liebe.

Nein. Jemand, den man liebte, hatte die Macht, einen zu verletzen, so sehr zu verletzen, dass man daran kaputtging, und das machte ihr geradezu panische Angst.

Außerdem waren Elis bisherige Männerbande ohnehin nicht gerade hollywoodreife Happy-End-Geschichten. Sie war hübsch und vergnügt und es war ganz einfach, jemanden kennenzulernen. Doch hatte es eindeutig zu viele Typen mit Dreitagebart und schlimmer Kindheit gegeben; Hallodris, die ihr das Herz brachen und weiterzogen. Wenn es doch jemand ernst meinte, wenn doch jemand die zartbesaitete, intelligente, differenzierte Frau hinter der allzu fröhlichen Fassade kennenlernen wollte, schwang sich Eli schnell in die Lüfte der Manie, was a) in die Psychiatrie und b) zum Ende auch einer ernst gemeinten Partnerschaft führte.

Aber all das war Schnee von gestern. Das Kapitel war abgeschlossen. Kein Thema mehr. Madame Sudfeldt würde ... sie würde ... tja ... welche Perspektive blieb, nachdem sie mit der Liebe abgeschlossen hatte und in der Werkstatt gelandet war?

Sie drückte die Kippe aus und straffte die Schultern. »Wollen wir wieder hineingehen?«

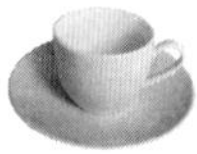

Auf dem Weg kamen sie an dem Tisch mit den Porträts der Verstorbenen vorbei. Die junge Frau im Silberrahmen, die dort stand, schien Eli anzulächeln, schien sie aufmuntern zu wollen. Sie sah so fröhlich aus – was war nur geschehen? Eli, die etwas verstand von Fröhlichkeit und die, wenn sie in Form war, Säle rocken konnte, rückte das Foto erst gerade, dann nahm sie es in die Hand und flüsterte: »Ich wünschte, ich hätte dich mal kennengelernt.«

»Die war auch mal mit dem Florin zusammen«, sagte Melanie neben ihr. »Ist aber schon 'ne Weile her.« Dann fügte sie spitz hinzu: »Aber eigentlich war jeder hier mit der zusammen. Die war kein Kind von Traurigkeit, das kann ich dir sagen.«

Wieder musterte Eli Melanie erstaunt. In all der Zeit in der Spülküche hatte die so gewirkt, als seien Lust, Liebe gar schon lange aus ihrem Leben verschwunden, ja, nie da gewesen. Seite an Seite hatten sie gearbeitet wie Automaten, ohne Emotionen. Doch nun zeigte sich, dass Elis Kollegin derer absolut fähig war. Und es zeigte sich, dass in der Behindertenwerkstatt offensichtlich nicht nur gearbeitet wurde.

Das war natürlich nur logisch. Wo Menschen waren, waren sie noch so zurückgezogen, war Leidenschaft. Und wo Leidenschaft war, war Hoffnung. Sex, vielleicht auch Crime waren doch wohl überall, nicht?

Eli fühlte sich ein ganz klein wenig besser.

Gertrud war in der Küche mittlerweile mit den Törtchen fertig und drapierte diese vorsichtig auf Platten. Sorgfältig wischte sie den Rand ab und betrachtete ihr Werk. »Eli, kannst du mir helfen, draußen alles fertig zu machen? Gleich, wenn der Empfang beginnt, könntest du dann die Tische in Ordnung halten, abräumen und so weiter. Herr Brandt wird dir das auch noch mal sagen. Melanie, wie wär's, wenn du hier ein bisschen aufräumst und spülst? Du hast doch nicht gerne mit unseren Kunden zu tun, nicht, bist lieber im Hintergrund. Geht das für dich in Ordnung? Okay? Dann mal los!«

Damit drückte sie Eli aufmunternd eine Platte in die Hand und ging voraus. Melanie begann seufzend mit ihrer Arbeit, nicht ohne was von »dauernd spülen« vor sich hin zu murmeln, wobei ihr Felix im Weg stand, der das selbstständige Arbeiten nicht gerade erfunden hatte und auf Anweisungen wartete.

Im Konferenzraum waren ein untersetzter blonder Mann und eine magere Dunkelhaarige immer noch mit dem Decken der Tische beschäftigt. Der Blonde lächelte Eli an und schien eine Unterhaltung beginnen zu wollen, doch die Dunkelhaarige wirkte sichtlich beschäftigt. Sie blickte kaum auf, als Gertrud die beiden als Oliver und Andrea vorstellte und Eli anwies, ihnen bei der Arbeit zu helfen. Die beiden schienen allerdings uneins, urplötzlich brach heftiger Streit über die Frage aus, wie das Besteck zu platzieren sei, der darin gipfelte, dass der Blonde wutschnaubend den Raum verließ und kurz darauf mit Brandt wieder hereinkam. Das war Eli nicht neu. Ihr war schon in der Hauswirtschaft aufgefallen, dass die Kollegen hin und wieder laut wurden, heftig stritten, vielfach um Nichtigkeiten: Sollte man ein Fenster öffnen oder nicht? Konnte man das Radio anmachen oder störte das jemanden? War eine Unterhaltung zu laut?

Unvermittelt flammte dann tiefe Wut auf, schwelte Groll, waren Empfindlichkeiten berührt. Diese Kleinigkeiten ließen die Leute hochgehen, ließen sie sich erbittert gegeneinander zur Wehr setzen, ließen sie ihre Claims abstecken. Zum Schluss wurde meistens der Gruppenleiter gerufen – man sprach sich nicht unter vier Augen aus. Eli, die bei der Arbeit einen entspannteren Umgang gewohnt war und die für Konflikte meistens eine gemeinsame Kippe und einen Handschlag parat hatte, fand das seltsam.

Brandt prüfte die Tische und glättete die Wogen. Er hörte sich die Kontrahenten an und verhalf jedermann zu seinem Recht. Der Gruppenleiter schien einen scharfen Blick zu haben, geizte aber nicht mit Lob und erklärte allen nochmals sorgfältig und ausführlich, was sie gleich zu tun haben würden. Eli verdrehte bei den wiederholten Anweisungen innerlich die Augen, und Brandt schien das zu spüren.

Er fixierte sie nochmals scharf, nahm sie beiseite und erklärte, dass in einem »Betrieb wie dem unseren, Frau Sudfeldt« ständige Wiederholungen das A und O seien. Er führte aus, dass in der Werkstatt für psychisch Kranke oftmals »viele richtig schlaue Menschen« anzutreffen seien, die vielleicht studiert hätten, »so wie Sie«, und dass solche Leute dann nicht damit zurechtkämen, dass sie Routinearbeiten machen müssten, stupide Arbeiten wie etwa die Spülmaschine bedienen.

Aber es sei nun mal so: Alle Arbeiten müssten von jedem in jedem Zustand erledigt werden können, auch nach einem Klinikaufenthalt, zwei, drei durchwachten Nächten, bei Nervosität, Unruhe oder Konzentrationsschwäche. Wenn man lange fehle, müsse man sich wieder in Ruhe eingewöhnen können. Selbstverständlich könne man sich krankmelden – »wir tragen Ihrer Störung natürlich Rechnung, Frau Sudfeldt« –, aber Sinn der Sache sei ja die Beschäftigung, ein geregeltes Leben, die Tagesstruktur. Viele seien auch stolz, wollten sich ihre Schwächen nicht anmerken lassen, wollten diese nicht zugeben. Deswegen erkläre er eben alles lieber einmal zu viel als einmal zu wenig. Mit der Zeit könne sie aber vielleicht selbst hier ein kleines Team führen und eigenverantwortlich etwa ein Büfett aufbauen oder ein Reinigungskonzept vorlegen. Die Werkstatt sei nach Kräften bemüht, die Leute so individuell wie möglich zu fördern. Vielleicht würde ihr auch die EDV-Abteilung gut gefallen?

»Wird schon, Frau Sudfeldt«, schloss er tröstend, musterte sie freundlich und fügte hinzu: »Denken Sie an die Werkstattkleidung. Ein Haarnetz müssen Sie hier draußen im Kundenkontakt nicht tragen, nur in der Küche, wenn Sie Speisen zubereiten. Aber seien Sie so gut und machen Sie Ihre Haare etwas weniger ... lockig. Eine hübsche Frau wie Sie kann das nicht entstellen! Danke!« Damit lachte er, klopfte ihr auf die Schulter und ging davon.

Eigenverantwortlich ein Büfett aufbauen. Ein Reinigungskonzept vorlegen. Werkstattkleidung in Grau. War das für die Zukunft alles?

Eli schnaubte. Der Mann war nett, doch sie war ... aus dem Olymp gefallen. Wie Ikarus zu Boden gestürzt mit versengten Flügeln. Hatte hoch gepokert und alles verloren. Saß nun hier fest und garnierte Törtchen, statt an einer Philosophie zu arbeiten, die das Wesen der Welt erklärte.

Aber vorläufig war nichts zu machen. Sie schnappte sich eine Gabel und polierte sie.

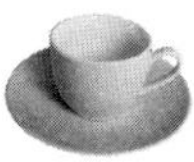

Kurze Zeit später trafen die ersten Gäste ein. Die Tische funkelten in Kristall und Silber, auf schneeweißen Decken standen Kannen mit Tee oder Kaffee, Porzellan sowie Sektflöten und Wassergläser. Kleine Gerichte – Quiches, Pastetchen und eine Bouillabaisse – dufteten appetitlich.

Eli war in der Küche dabei, letzte Platten mit Törtchen vorzubereiten. Als sie fertig war, betrachtete sie ihr Werk, setzte die Kirschen ein wenig schräger und ging in die Umkleide, um ihr Haar zu richten. Die widerspenstigen Locken ließen sich nur schwer bändigen, doch schließlich sah sie für ihre Verhältnisse ungewohnt ordentlich aus.

Nicht wiederzuerkennen, dachte sie. Kein Wunder. Sie fühlte sich auch nicht wie immer. Wie zum Beispiel damals in der Zeit mit Regener. Wie lebendig sie sich damals gefühlt hatte, als sie sich kennengelernt hatten. Sie hätte mit weit ausgebreiteten Armen durch das Leben gehen wollen, hätte die ganze Welt umarmen können. Ach, Martin. Sie wischte eine Träne weg, die nun ungebeten ihre Wange herabkullerte. Dann rückte sie energisch die letzte Haarspange zurecht, nahm sich eine Platte und ging damit zum Empfang.

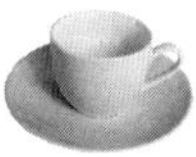

Kliiirrrrrrr. Die Platte fiel mit einem lauten Scheppern zu Boden. Und Eli mit ihr. Ihre Knie waren weich, sie hatten einfach nachgegeben. Als sie Martin Regener sah, wie er lässig an einen Stehtisch gelehnt stand, einen Sekt in der Hand. Auch er hatte sie gesehen. Ihre Blicke hatten sich getroffen, in seinen Augen stand – ja, was? – zu lesen: Mitleid? Unbehagen? Verachtung? Sie war jedenfalls zu Boden gegangen wie ein angeschlagener Boxer, Knock-out. Die Kirschen verteilten sich mit der Sahne rings um sie. Sie krümmte sich. Am liebsten wäre sie für immer liegen geblieben oder einfach verschwunden, in nichts aufgelöst, weg.

Dann war auch schon Brandt zur Stelle.

»Geht es Ihnen gut, Frau Sudfeldt?«, fragte er leise. »Können Sie aufstehen? Machen Sie sich keine Sorgen, das hier ist alles nicht tragisch.«

Dann führte er sie aus dem Raum, bat die Kollegen in der Küche, die Bescherung wegzuräumen, und gab ihr ein Glas Wasser.

»Sind Sie gestolpert? Oder haben Sie zu wenig gegessen? Vertragen Sie den Fischgeruch nicht? Wissen Sie was, bleiben Sie einfach einen Moment hier sitzen und gehen Sie dann nach Hause. Oder muss ich einen Krankenwagen rufen? Hm ... wir warten einen Augenblick ab. Frau Wagner wird bei Ihnen bleiben.«

Gertrud Wagner kam sofort und sah Eli mitfühlend an, doch die wollte nur eins: raus. Gehen und nicht wiederkommen. Und eine rauchen. Sie schnappte sich ihre Kippen und war durch die Tür. Gott sei Dank war niemand in der Raucherecke – ihr war nicht nach Reden. Doch kaum hatte sie diesen Gedanken zu Ende gedacht, stand Regener vor ihr. Er sagte nichts, sah sie nur an. Dann lächelte er und hielt wortlos ein Päckchen Zigaretten in die Höhe, bot ihr eine an. Sie rauchten schweigend. Martin wusste nicht, was er sagen sollte, und Eli, sonst für Small Talk geboren, war diesmal keine Hilfe. Heraus kam schließlich: »Hey, Eli. Schön, dich zu sehen, ich ... Geht's dir gut?«

Blöde Frage, nachdem sie gerade ohnmächtig geworden war. Er versuchte es nochmals: »Ich meine ... ist alles in Ordnung? Du bist doch nicht krank, oder?«

Wortfindungsstörungen gehörten eigentlich nicht zu Elis Problemen. Nun aber hatte sie ein geistiges Vakuum im Kopf, das sich in sinnlosem Gestammel äußerte. Mehr als eine Art Räuspern brachte sie nicht heraus. Zum Glück kam in diesem Moment Gertrud hinzu, die nach Eli sehen wollte.

»Oh je, du Arme ... Am besten gehst du gleich nach Hause und ruhst dich aus. Vielleicht machst du morgen einen Termin beim Arzt und lässt mal nachsehen?« Sie musterte Regener, warf noch einen prüfenden Blick auf Eli und ging wieder hinein. »Also, bis morgen. Falls du nicht krankgeschrieben wirst!«

Eine Weile herrschte Schweigen. Dann sagte Martin leichthin: »Tja, also ich ... das Echo hat mich hierhin in die Werkstatt geschickt. Anscheinend bin ich für die nun ein Experte für Themen dieser Art. Es wird eine umfassende Reportage, ich werde etwas länger hier sein.«

»Hmhm«, brachte Eli heraus. Mehr nicht. Sie, die gewöhnlich druckfrische Reden aus dem Stegreif halten konnte und die auch nachts um vier noch zu Dialogen fähig war, bei denen Sokrates erblasst wäre. Regener würde also länger hier sein, sie würde ihm vermutlich über den Weg laufen. Sie hatte das Gefühl, diese Information hirntechnisch nicht verarbeiten zu können. Sollte sie nun abhauen, sich erst mal eine Weile krankschreiben lassen? Oder ...? So, wie er vor ihr stand, hätte sie ihn am liebsten umarmt, geküsst, *aufgefressen*. Oder ihm eine geknallt. Er hatte sie verlassen, es war nicht auszuhalten gewesen, und nun stand sie hier. Als eine Beschäftigte der Werkstatt.

»Und du?«, unterbrach er ihre Gedanken. »Ähm ... du ... du arbeitest jetzt hier?«

»Was geht dich das an?«, sagte sie laut, patziger, als sie gewollt hatte, selbst erschreckt über ihren Ton. Sie zog heftig an der Kippe.

»Nichts, gar nichts.« Regener machte einen Schritt auf sie zu. »Es ist nur ... ach, ich freu mich, dich zu sehen. Ich hab oft an dich gedacht, mich gefragt, was du so machst.«

»Nun«, sagte sie bitter, »das hast du ja jetzt gesehen. Ich serviere. In einer Werkstatt für Behinderte. Und jetzt lass mich in Ruhe!« Damit drückte sie ihre Kippe aus und wandte sich ab.

»Oh, Eli.« Regener ging noch einen Schritt auf sie zu und fasste sie leicht am Arm. »Bitte warte doch. Geh nicht so. Ich ...«

Er verstummte. Was sollte er sagen? Dass er sie vermisste? Dass sie in seinen Gedanken war? Das stimmte zwar, doch konnten sie ja wohl kaum miteinander leben, nicht? Oder dass er das Beste für sie wollte? Nein, das lieber nicht. Er wusste, wie stolz sie war. Und wie empfindlich.

Eli war unter seiner Berührung zusammengezuckt. Jetzt machte sie sich heftig los. »Es geht mir gut, sehr gut! Und ich kann gehen, wie es mir passt. Wie gesagt, lass mich in Ruhe!«

In diesem Moment bog Florin Schaffhausen um die Ecke, eine Zigarette im Mundwinkel. Er ließ die Situation auf sich wirken und fragte dann munter: »Ist hier eine Dame in Not? Kann man helfen? Wird ein Ritter gebraucht?« Damit verbeugte er sich galant vor Eli und bot ihr seinen Arm. »Edles Fräulein! Kommt mit auf mein Schloss! Dort seid Ihr vor allen Gefahren sicher!« Er schnippte seine Zigarette am Aschenbecher vorbei, fixierte Regener von oben bis unten und sah Eli aufmunternd an. Die legte ihre Hand auf Schaffhausens Arm und drehte mit ihm um.

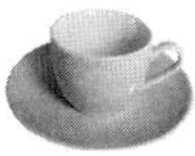

Eli war einigermaßen perplex, dass sie sich plötzlich in den Händen von Schaffhausen wiederfand, einem Typen, den sie automatisch als halbseidenen Möchtegerncasanova einsortiert hatte. Doch so war es. Immerhin, er sah nicht übel aus. Und er hatte sie vor Regener bewahrt, bei dem ihr sonst fixer Verstand momentan seine Tätigkeit offenbar einstellte.

Eli war nicht gern in einer Lage, in der sie sich geistig nicht zurechtfand, in der sie ihre Gefühle nicht auf die Reihe bekam, aus der sie nicht mehr herauskam. *Sie* steuerte, *sie* hatte die Oberhand. Nun war es Zeit, das Tête-à-Tête mit dem Kollegen zu beenden, der sie ein bisschen zu eng an sich gezogen hatte und wissen wollte, wer der Typ gerade gewesen war. Eli erklärte bündig, dass sie den kaum kenne, er außerdem komplett uninteressant sei und sie selbst auf dem Weg nach Hause. »Es war nichts, aber trotzdem danke. Bin jetzt weg, tschau.«

Schaffhausen sah ihr nach und machte ihr gedanklich ein Kompliment für ihren Hintern. Er fand die Kleine gar nicht schlecht. Die meisten hier konnte man in seinen Augen attraktivitätsmäßig vergessen, kaum jemand kam infrage, doch von Zeit zu Zeit landete ein echt heißer Schuss in dieser lahmen Bude, die auf eine Weise zu seinem Reich geworden war, die er sich selbst nicht erklären konnte. Dennoch. Momentan saß er zwar in diesem Schuppen hier fest, er war nicht gerade der Bundespräsident, doch auch hier gab es für jemanden wie ihn ... Möglichkeiten.

Er würde die Neue im Blick behalten, das stand fest. Versonnen stand er einen Moment da. Dann ging er hoch in Brandts Abteilung. Es gab ein paar Angelegenheiten zu regeln.

Melanie ließ fast ein paar Teller fallen, als »der arme Junge mit der

schlimmen Kindheit« schwungvoll die Küche betrat.

»Na, Süße, wie geht's denn meiner kleinen Hübschen?«, flötete der routiniert und strich ihr nebenbei über die Wange. Dann fragte er abermals nach dem Kollegen Ahmet.

»Weiß nich', wo der is'«, fiepte Melanie nervös, »bin selbst noch nich' lang hier.«

»Na, dann muss ich den wohl mal anrufen«, teilte Schaffhausen mit und zückte sein Handy. »Übrigens«, grinste er nach einer kleinen Weile, »du bist 'ne richtig gut aussehende Lady auf den Bildern, muss man sagen. Hast Glück, dass ich sie hab, manch einer ist nicht so sorgsam mit gewissen Fotos. Aber bei mir sind sie in guten Händen. Du zahlst einfach eine kleine monatliche Summe, und schon bin ich dein Datenschutzbeauftragter.«

»Was?«, rief Melanie erschrocken. »Was meinst du ...? Du hast doch nicht ...? Florin! Hast du etwa ...? Das glaub ich jetzt nicht ... Hast du Fotos von mir?«

»Tja, mein Schatz, allerdings hab ich die, so ein hübscher Anblick muss doch für die Nachwelt aufgehoben werden, meinst du nicht? Süße, man will doch eine Erinnerung haben an eine so tolle

Nacht. Aber, wie gesagt, bei mir sind sie sicher. Gegen eine ganz ganz kleine Gebühr. Onkel Schaffhausen hat ja wohl ein Herz.«

Er grinste sie an und zeigte ihr eines der Bilder, wobei er sein Smartphone fest in der Hand behielt.

Melanie wich zurück und stammelte: »Und jetzt ... du willst ... du willst Geld von mir? Aber ... die ... du solltest die doch löschen ... ich wollte doch gar nicht, dass du welche machst. Lösch die jetzt, bitte! Hör auf damit! Das ist kein Spaß mehr!«

Sie machte einen Schritt auf Schaffhausen zu und versuchte, nach dem Handy zu greifen. Doch der war schneller. Er tänzelte zurück, hielt das Mobiltelefon hoch und lachte.

»Was denn, was denn? Hab dich doch nicht so, Süße, es passiert doch nichts. Alles bei Onkel Florin unter sicherer Verwahrung. Und mit dreißig Kröten im Monat bist du doch schon dabei, damit auch weiter nichts passiert, zahlbar erst ab nächstem Monat, bin ja nicht so, ich weiß doch, dass du knapp bei Kasse bist. Ich pass gut auf dich auf, Schätzchen, bei mir sind deine Geheimnisse sicher. Sag mal, ist denn der Chef noch da, euer feiner Herr Brandt? Ich glaub, den besuche ich mal.«

Melanie weinte fast. »Lösch die Bilder, bitte, Florin«, flehte sie abermals, »du hast es versprochen! Du ... du hast mir was gegeben in der Nacht ... ich ... ich war nicht ich selbst ... bitte!« Sie ließ sich auf einen Stuhl sinken und schluchzte.

Schaffhausen klopfte sich leicht auf eine Jackentasche. »Oh ja, Onkel Florin hat dir was gegeben, mein Schatz. Und wenn ich mich recht erinnere, warst du ganz scharf darauf, bist danach abgegangen wie ein Feuerwerk, wolltest mehr davon. Tja, das wollen sie alle. Aber kein Problem, Onkel hat immer was – du brauchst mich nur zu fragen, Liquidität vorausgesetzt. Genau wie bei den Fotos: Liquidität vorausgesetzt. So ist nun mal das Geschäftsleben, Hase.«

Melanie weinte jetzt wirklich. Bitterlich, mit tiefen Schluchzern. Doch Florin Schaffhausen schenkte dem keine Aufmerksamkeit. Er war in Gedanken bereits auf dem Weg zu einem besseren Geschäft.

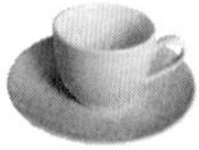

Wenig später kam Eli in die Küche, die sich inzwischen umgezogen hatte und sich nun abmelden wollte. Melanie saß als kleines Häufchen Elend auf dem Stuhl, winkte aber ab, als Eli fragte, ob es ihr nicht gut gehe. Es sei alles in Ordnung, alles gut, sagte sie hastig, sprang auf und machte sich einigermaßen sinnlos an bereits abgetrocknetem Geschirr zu schaffen, was Melissa mit einem »Tz, tz, tz« kommentierte und damit ihre Kollegin noch nervöser machte, als sie ohnedies schon war.

»Okay«, Eli zuckte die Achseln, »dann bis dann. Ich gehe noch zu Brandt.«

Sie suchte den Gruppenleiter in seinem Büro. Die Tür war geschlossen, doch schon auf dem Flur waren gedämpfte Stimmen zu hören, ein verschwörerisches Murmeln. Eli verstand nur Wortfetzen: »Beförderung«, »Ihre Frau«, dann, etwas lauter: »hübsch, die Deborah, kann Sie verstehen« und: »kann Ihnen helfen«, darauf Brandt deutlich: »Raus mit Ihnen! Und wagen Sie es bloß nicht –«

Die Tür wurde aufgerissen. »Okay, okay«, schnalzte Schaffhausen lässig. »Nicht aufregen. Bin schon weg. Aber ich komme garantiert mal wieder.« Er entdeckte Eli vor der Tür, lächelte sie an und ging durch die Zähne pfeifend davon. Brandt sah ihm zornig nach, wischte sich über das Gesicht und fuhr zusammen, als er Eli wahrnahm.

»Und was tun Sie hier? Es ist Feierabend, gehen Sie nach Hause!«

»Ja«, sagte Eli verdutzt, »ich wollte mich bloß abmelden ... dann bis morgen ...«

Dienstag

Eli wachte auf und wusste nicht, warum sie so gut gelaunt war. Aber das war sie, so gut gelaunt wie schon seit Monaten nicht mehr. Der morgendliche Stich in ihrem Herzen war heute – nicht weg, das nicht, aber doch milder, das Messer wurde nicht mehr herumgedreht, nur noch gezeigt.

War es wegen Regener? Den sie wiedersehen würde, falls sie in die Werkstatt ging? Natürlich konnte sie sich auch krankmelden, sogar wochen- oder monatelang, das war der Vorteil ihres jetzigen Arbeitgebers, der Vorteil ihrer Erkrankung.

Aber ... sie wollte Martin wiedersehen. Es wäre sicher vernünftiger, abzuwarten, bis er nicht mehr da wäre, sich dem Schmerz nicht auszusetzen, doch Eli war eines nicht: vernünftig. Das klare Bewusstsein, dass etwas schädlich, unangebracht, nicht angemessen war, hatte sie noch nie davon abgehalten, genau das zu tun, wovor ihr Verstand sie warnte. Im Gegenteil tat sie es dann erst recht, adios Vernunft, Tod den mahnenden Stimmen.

Außerdem war da noch Schaffhausen. Der nicht übel aussah. Mit ihr flirtete. Der vielleicht ein böser Bube war, mit einer bösen Kindheit. Und der irgendwelche Händel mit Brandt hatte, einen

Streit. Um was ging es da wohl? Um die hübsche Deborah? Die sich das Leben genommen hatte? Was wollte Schaffhausen von Brandt? Vielleicht konnte sie Florin danach fragen, ein bisschen *ermitteln* ...? Das war keine Neugierde, das war ... Interesse am Leben ihrer Mitmenschen. Es war *Ablenken.*

Doch Florin schien ... undurchschaubar, nicht erreichbar, abwesend.

Er war so undurchschaubar wie Elis Vater, der ebenfalls an einer wahnhaften Erkrankung litt und nun schon seit Langem chronisch krank in einem Pflegeheim lebte. Eli besuchte ihn dort gelegentlich, allerdings selten, man konnte mit ihm kaum über etwas reden, er interessierte sich für nichts mehr. Aber auch in ihrer Kindheit hatte Eli wenig mit ihm anzufangen gewusst, er war »komisch« gewesen, wusste auch nicht, wie man mit Kindern umging. Er hatte als Tanzlehrer und Kellner gearbeitet, bis er sich verrenten lassen musste, und auf einer oberflächlichen Ebene kam er mit den Leuten zurecht. An guten Tagen war er charmant und sogar witzig, doch zu tiefer gehenden, aufrichtigen Gesprächen, einem beständigen sozialen Kontakt war er nicht in der Lage. In einer Unterredung blieb er nicht bei der Sache, fand die losen Enden nicht mehr, verknüpfte die Gesprächsinhalte nicht miteinander, geschweige denn dass er auf sein Gegenüber einging, konnte den Leuten auch kaum in die Augen schauen. Wurde er manisch, redete er zu viel und ging allen auf die Nerven, wurde er depressiv, redete er gar nicht mehr und irritierte seine Umgebung.

Eli hatte unbedingt herausfinden wollen, was mit ihrem Vater los war, doch ihre Mutter hatte nur bündig erklärt, dass »der Papa eben krank« war, basta. Er war ein Vater mit einem Geheimnis, und Eli hatte das Geheimnis knacken wollen. Als sie lesen konnte, suchte sie nach entsprechenden Informationen, doch das Internet gab es damals noch nicht. Alles, was sie finden konnte, war Mutters uralte Enzyklopädie gewesen, und darin wurde blühend, plastisch und eindringlich vor Wahnkranken gewarnt, insbesondere davor, mit ihnen eine Familie zu gründen: Vererbung!

Inzwischen war sie auf dem Stand der Forschung, was psychische Erkrankungen anging, doch den alten Kindheitsschrecken, die Furcht vor etwas, was sie nicht verstand, war sie nie ganz losgeworden. Und immer wieder flog sie auf abwesende, verschlossene, sogar verschrobene Männer, die sich nicht binden konnten und ihr sicher das Herz brechen würden.

Mit Regener war es allerdings anders gewesen. *Er* war anders. Und sie würde ihn gleich wiedersehen.

Martin Regener also. Und Schaffhausen, der Geheimnisvolle, gewissermaßen ein Amuse-Gueule. Eli stand auf und zog sich an. Zum ersten Mal seit Langem mit einer gewissen Sorgfalt.

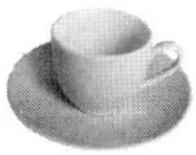

Eli war auf dem Weg zur Arbeit eitel genug gewesen, um sich eine Kopfbedeckung zu kaufen, ein schwarzes Schiffchen, das sich in der Tat ausnehmend gut zu ihren blonden Haaren machte. Vielleicht noch eine rote Anstecknadel dazu?, dachte sie, während sie sich im Spiegel musterte.

Sie hatte sich gerade umgezogen, als Brandt ihr einen Zettel in die Hand drückte: Gesprächstermin mit Frau Cestró vom Sozialen Dienst, 9 Uhr 15, Integrationsassistentin. Eli schnaubte. Sie stand den sozialen Dienstleistern äußerst ungnädig gegenüber, umso mehr, als diese sie gerade gegen ihren Willen in eine Behindertenwerkstatt verfrachtet hatten, mit der Begründung »Tagesstruktur«, dies ein Argument, das Eli seit jeher löchrig wie die Schuhe eines Obdachlosen fand. Wie oft hatten Fürsorger schon auf sie eingeredet, hatten sie zu ihrem Glück zwingen wollen?

Sie wollten helfen, gewiss, meinten es nicht böse, waren gutherzig. »Ich kann Sie gut verstehen«, sagten sie oft, doch was verstanden sie wirklich von Selbstmordgedanken oder der Lust, der liebe

Gott zu sein? Nichts. Die entsprechenden *Gefühle* hatten sie nicht, kannten sie nicht, und deswegen verstanden sie oft nicht das Geringste.

Aber ein solcher Termin war Gesetz, und Eli setzte sich in Gang.

Auf dem Weg kam sie wieder an den Fotos der Verstorbenen vorbei. Ihr Blick fiel auf die junge, hübsche Frau, die ein so jähes Ende gefunden hatte. Sie sah direkt in die Kamera, schien Eli anzulächeln, ihr Mut machen zu wollen. Mut für was? Es ihr gleichzutun? Eli schauderte, als sie an die letzten Stunden der Toten dachte, die gewiss eine Qual gewesen waren. Was hatte sie in dieser Zeit gedacht? Hatte sie noch mit jemandem gesprochen, ihre Sorgen loswerden wollen?

Dann klopfte sie an Frau Cestrós Tür.

»Herein mit Ihnen!«, schallte es munter aus dem Inneren, und bevor Eli auch nur Pieps sagen konnte, hatte die Sozialarbeiterin die Tür geöffnet, ihr die Hand geschüttelt und sie förmlich in das Zimmer hereingewirbelt. Ann-Marie Cestró, schlank, Ende zwanzig, sah aus, als käme sie gerade von einem Shooting in Paris oder Mailand. Sie trug Schuhe von Miu Miu, funkelnden Ohrschmuck und war, zu Elis großer Freude, hervorragend geschminkt. Eli, überrascht, war umgehend bereit, ihr eine Viertelstunde zu schenken.

Cestró klappte einen Laptop auf, überflog etwas darin und begann, indem sie sich eingehend nach Elis Befinden erkundigte, wobei sie an der Frage »Wie geht es Ihnen?« ernsthaft interessiert zu sein schien. Eli war auf der Hut, antwortete ausweichend, doch dann fragte die Sozialarbeiterin nach ihrem Wohl und Wehe in der Werkstatt, ob sie einen Rhythmus gefunden habe, die Tagesstruktur ihr guttue. Eli konnte nicht anders als etwas von sich zu geben, das wie ein »Pah« klang.

»Aha«, sagte die Dame, von der Eli gerne gewusst hätte, woher sie ihre Ohrringe hatte, und musterte sie scharf mit grauen Augen.

»Verstehe. Werkstatt ist nicht so Ihr Ding, was? Tagesstruktur auch nicht? Tja, ich fand auch schon immer, dass das überbewertet wird. Was würden Sie denn lieber machen, als in der Werkstatt zu sein? Sie haben Abitur, haben studiert – hm, die Frage ist doch: Wie kriegen wir Sie wieder flott? Oder brauchen Sie erst mal Ihre Ruhe?«

Ups. Dieses Tempo war Eli von Fürsorgern nicht gewohnt. Und was sollte sie jetzt antworten? Ihr Studium hatte sie abgebrochen, eine Ausbildung hatte sie nicht. Was wollte sie? Was konnte sie? Was war ihr Weg in der realen Welt?

Dies, genau dies war die eine Frage, der Eli sich nicht stellen mochte. Ihr Verstand – und ihre Mutter – bedrängten sie oft genug nagend mit diesem Sachverhalt, doch wann immer das Thema aufs Tapet kam, war Eli gerannt, gerannt und gerannt, oft bis weit in die Psychiatrie hinein.

»Nun«, fuhr Ann-Marie Cestró fort, die Elis Zögern offenbar richtig interpretierte, »was können wir tun? Wissen Sie, mit der Werkstatt im Rücken ist vieles möglich, eine Ausbildung, Umschulung, ein betriebsintegrierter Arbeitsplatz, der erste Arbeitsmarkt ... alles ist machbar. Was wollen *Sie*? Wenn Sie es sich aussuchen könnten?«

Sie klappte den Laptop zu, legte die Hände in den Schoß und sah Eli erwartungsvoll an. Die Frau war Eli sympathisch. Sie hatte Geschmack, sie redete nicht um den heißen Brei herum, und sie sprach nicht in sozialpädagogischen Formeln à la: Seien Sie ganz entspannt im Hier und Jetzt, lassen Sie los und visualisieren Sie Ihre Zukunft. Vor allem: Sie stand anscheinend nicht auf der Bremse. Machte nicht auf die vielen Gefahren aufmerksam, die links und rechts des Weges lagen, wie so viele andere Fürsorger – »mit Ihrer Erkrankung sollten Sie sich nicht zu viel zumuten« –, sondern verhieß ... Hoffnung.

Es war Eli, die zögerte. Am liebsten hätte sie so etwas geantwortet wie: Ich will von morgens bis abends tun, was mir beliebt, und dabei so viel wie möglich über die Welt herausfinden. Doch das war kein Beruf, oder? Würde womöglich die Geduld des hübschen Fräulein Cestró überstrapazieren. Was sie also schließlich sagte, war: »Ich möchte gern schreiben.«

Eli schrieb schon seit Langem. An einem Buch, das, einmal geschrieben, auf etwa dreitausend Seiten kommen würde, dafür aber auch alle Sein- und Sinnfragen des Universums behandelte. Zurzeit ruhte das Buch sich aus. Schon sehr lange.

»Schreiben also«, sagte Frau Cestró, »natürlich, das liegt nahe bei einem geisteswissenschaftlichen Studium, Lesen, Schreiben, Denken. Wie wäre es dann mit einem Arbeitsplatz bei einer Zeitung? Denken Sie darüber nach. Sie würden zunächst mit einem Praktikum einsteigen, im Rahmen Ihrer Werkstattbeschäftigung, und dann sehen wir weiter. Eventuell wäre ein sogenannter betriebsintegrierter Arbeitsplatz in Aussicht. Haben Sie einen Computer?«

Eli nickte, erstaunt über das flotte Tempo der Integrationsassistentin. Ein Arbeitsplatz bei der Zeitung, einfach so?

»Ja? Fein, das ist ja selten genug hier. Dann machen Sie mir doch bis zu unserem nächsten Termin ein Bewerbungsanschreiben fertig. Und erstellen Sie eine Liste von Zeitschriften, die Sie interessieren würden. Um Ihre sonstigen Unterlagen kümmern wir uns dann zusammen, dafür bin ich ja da. Fragen?«

»Äh«, machte Eli, in deren Kopf die Fragen übereinanderpurzelten. »Geht das denn? Ich meine, eine Zeitung ...«

»Ja, sicher«, lachte Ann-Marie und tippselte etwas auf ihrem Laptop. »Ich sagte doch: Mit der Werkstatt geht vieles, das denkt man zunächst gar nicht. Doch, doch, wir finden sicher was. Zur Not bringen wir Sie bei der Öffentlichkeitsarbeit der Rheinischen Werkstatt unter, da werden Sie feststellen, was alles ein Thema sein kann, hihi.«

Sie kicherte vergnügt, was sich anhörte wie silberne Glöckchen auf einem Weihnachtsbaum, und klappte den Laptop mit einem energischen Klicken zu:

»Prima, dann haben wir es für heute. Ach ja, ein Behindertenausweis wäre auch nicht schlecht. Angenehmen Tag noch!«

Sie kicherte abermals und wirbelte Eli mit einem kräftigen Händeschütteln aus dem Raum.

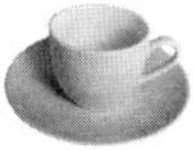

Vor der Tür lief Eli, tief in Gedanken, Martin Regener in die Arme, hätte ihn fast umgerempelt. Einen Moment lang standen sie befangen voreinander.

»Ach«, sagte Martin, »du warst bei der Integrationsassistentin? Da muss ich jetzt auch hin.«

Eli nickte. Sie war noch dabei, Frau Cestròs Informationen zu verdauen. Alles war möglich? Bei einer Zeitung arbeiten? Eine Liste von Zeitschriften machen, bei denen sie arbeiten wollte? Das klang zu gut, um wahr zu sein. Ein Behindertenausweis. Den brauchte sie natürlich nicht, behindert war sie ja nicht.

»Du ... du bist hier ... in einer Reha-Maßnahme oder so was, nicht?«, fragte Regener beiläufig und betrachtete die beigefarbene Wand.

Eli nickte wieder. Gerne hätte sie Martin erklärt, dass nicht sie in der Werkstatt beschäftigt war, sondern ein Klon von ihr, irgendeine Fremde, die sie nicht kannte, nicht wahrnehmen, nicht im Spiegel anschauen wollte. Dass das mit der Werkstatt ein Versehen war, etwas, das ihr zugestoßen sei.

»Hat sie mit dir über die betriebsintegrierten Arbeitsplätze gesprochen? Davon habe ich gestern zum ersten Mal gehört.«

Wieder nickte Eli, sonst zu fünfhundert Wörtern in der Minute imstande, aber momentan nicht in der Lage, auch nur eines herauszubringen.

So ein »BIAP« sei eine gute Sache, meinte Martin. Die Leute arbeiteten in den Firmen wie gewöhnliche Arbeitnehmer, würden jedoch von Integrationsassistenten betreut, führten also regelmäßige Gespräche und konnten die Arbeitszeit nach ihren Bedürfnissen vereinbaren. Allerdings verdienten sie in dieser Zeit auch nur ihren recht geringen Werkstattlohn, und die Firmen zahlten der Einrichtung nur ein kleines Entgelt für diese Arbeitskräfte. Natürlich gelte es zu verhindern, dass die Firmen die Leute als billige Kräfte ausbeuten oder sich die Beschäftigten selbst überfordern. Man könne dauerhaft zu Konditionen der Werkstatt auf einem BIAP bleiben oder auch, staatlich ordentlich gefördert, auf einen regulären Arbeitsplatz wechseln. »So kommt man zurück auf den ersten Arbeitsmarkt, Eli«, sagte Regener. »Fünf Jahre lang achtzig Prozent der Lohnkosten für einen behinderten Arbeitnehmer, das kann sich für eine Firma rechnen.« Ob das nichts für sie sei?

Langsam sagte Eli: »Frau Cestró hat gesagt, ich könnte vielleicht bei einer Zeitung arbeiten. Ich habe an das Echo gedacht.«

»Natürlich!« Martin war sofort begeistert. »Auf jeden Fall! Alle kennen dich noch beim Echo, sogar Dr. Broekmaier hat letztens nach dir gefragt. Wenn du den direkt anschreibst, wirst du bestimmt eingestellt! Es geht ja sowieso zunächst nur um ein Praktikum, nicht? Ich werde ein gutes Wort für dich einlegen!«

Dr. Broekmaier war der Chef des Rheinischen Echos, und Eli hatte mit ihm vor zwei Jahren eine denkwürdige Begegnung gehabt, als Regener gerade im Begriff gewesen war, ermordet zu werden.

»Ich denke darüber nach. Tja, schätze, du hast einen Termin, Martin. Tschau.«

Weg war sie. Martin sah ihr nach. Mann. Eli beim Echo. Das wäre eine echte Chance für sie. Ja, er würde sich bei seiner Zeitung einmal umhören, natürlich würde er das. Nur: Wie es wohl war, wenn er sie dann den ganzen Tag sah? Wenn sie seine Kollegin würde? Eli Sudfeldt, das Chaos in Person. Und dann ihrer beider gescheiterte Liebe ... das war doch wohl verdammt spannungsgeladen.

Oder könnte man sagen: ihrer beider *vorläufig* gescheiterte Liebe? Er ... Sein Herz hatte einen Sprung gemacht, als er sie wiedergesehen hatte mit ihrem roten Mützchen auf den widerspenstigen Locken, es war regelrecht aufgegangen. Sie rührte ihn noch immer. Wenn sie nur ... nicht ganz so Eli-Sudfeldt-like wäre. Aber genau das hatte er andererseits an ihr geschätzt ...

Martin zuckte die Achseln. Das würde man alles sehen, wenn es so weit war. Doch, er freute sich für sie. Und auf sie.

Am Rauchertreff der Werkstatt fand ein Meeting der Anonymen Alkoholiker statt, Abteilung nasse Sektion. Drei obskure Gestalten hatten sich versammelt und ließen verstohlen Flaschen kreisen.

Auch Eli gehörte der Kirche zur letzten Einkehr an, ja, man könnte sogar sagen, dass sie Kirchenälteste war. Eli war stets von einem munteren Rock'n'Roll-Leben überzeugt gewesen, genau wie ihr Idol Lemmy Kilmister.

Nur: Der Rock'n'Roll forderte von Eli allmählich seinen Preis. Genau wie von Kilmister, der noch kurz vor seinem Tod von Whisky Cola auf Wodka mit Orangensaft umgestiegen war, der Vitamine wegen. Sie spürte es in ihrem Körper, in ihrem Verstand, spürte, dass sie etwas verändern musste. Doch was? Gesünder leben? Das war nichts für die Frau, die Nikotin zum Frühstück aß und keinen Gedanken an das Alter verschwendete.

Ob ein Arbeitsplatz bei einer Zeitung die Lösung wäre? Kurz stellte sie sich vor, wie sie beim Echo anfing, atemberaubende Reportagen schrieb, nach kurzer Zeit unentbehrlich wurde. Dann ein Buch, *das* Buch, schließlich der Nobelpreis. Sie gestattete sich noch eine Zigarette und tagträumte sich in eine Rede zum Empfang des Nobelpreises. Alternativ könnte sie natürlich auch jemandem das Leben retten und eine Heldin sein, das Bundesverdienstkreuz für Eli Sudfeldt, auch hierfür hatte sie die passende Rede schon parat, wenngleich die Details noch ein wenig unscharf waren. Sie sah sich um.

Die drei Trinker machten keine Anstalten, aus dem Leben zu scheiden und von ihr gerettet zu werden. »Pause ist vorbei«, stellte einer von ihnen nüchtern fest.

Eli seufzte. »Das Leben ist eine Illusion, hervorgerufen durch Alkoholmangel.« Hatte Bukowski das nicht gesagt? Sie machte sich auf den Weg in die Küche.

Dort hieß Gertrud Wagner sie herzlich willkommen. Ob es ihr wieder besser gehe? Sie sei ja gestern bleich wie der Tod gewesen. Ob sie arbeiten könne? Sicher? Nun, sie hätten heute viel zu tun, die Journalisten seien noch im Haus, heute würde es ein Bœuf Stroganoff geben. Aber erst mal würde man schön gemütlich einen Kaffee trinken. Eli schielte nach dem Radio, das verlockend auf einem Regal stand. Doch da war Melissa vor, die sich bereits an die Arbeit gemacht und streng verdeutlicht hatte, dass sie bei derselben keine Ablenkung gebrauchen könne. Schlimm genug, dass man Oliver aushalten müsse, den »ADHSler« – hier senkte Melissa ihre Stimme zu einem verschwörerischen Flüstern, normalerweise rede sie nie, niemals über Diagnosen, das sei tabu, aber Oliver sei nun mal einer und quatsche als solcher pausenlos, das sei schon Störung genug, basta.

Gertrud und Eli setzten sich dessen ungeachtet zu einem Schwatz zusammen und ließen Melissa im Hintergrund geräuschvoll werkeln.

»Das ist das Gute an der Werkstatt«, Gertrud schenkte Kaffee ein und stellte einen Teller Plätzchen auf den Tisch, »man kann hier Pausen machen. Auf seine Bedürfnisse achten.« Arbeiten müsse man schon, das sei klar, Drückeberger würden nicht gern gesehen, »da achtet der Chef drauf«, aber man müsse sich nicht überfordern. Und man rede tatsächlich nicht über Diagnosen – dabei warf sie einen bösen Blick in Melissas Richtung –, die Leute kämen von selbst damit raus, wenn sie Vertrauen gefasst hätten.

Wie aufs Stichwort erschien nun Blondschopf Oliver in der Küche. Er betrachtete entzückt die Kaffeerunde und wollte sich gerade einen Stuhl an den Tisch rücken, wobei er aus dem Nichts heraus anfing zu erzählen: Er müsse nachher noch zum Arzt, habe nicht schlafen können, die Fahrt mit der Bahn sei so anstrengend gewesen, er habe solche Kopfschmerzen und die allgemeine politische Lage sei auch so düster, ob man gelesen habe, was Trump mit Kim Jong-un vorhabe und ... –

»Oliver!«, Melissa stand vor ihm wie eine Aufseherin in einem nordkoreanischen Arbeitslager, »Soweit ich weiß, solltest du dich um Wäsche und Müll kümmern! Wir drei«, dabei deutete sie auf die anderen, »sind für das Kochen zuständig!«

Eli und Gertrud blickten sich an. »Hier, nimm dir ein Plätzchen auf den Weg mit«, sagte Gertrud freundlich, »wir heben dir auch noch welche auf.« Oliver murmelte etwas, das wie »Melissa« klang, im Zusammenhang mit »blöde Kuh«, griff ein Plätzchen und trollte sich, nicht ohne auf dem Weg nach draußen eine Bemerkung über Trumps Pläne und seine Angst vor einem Atomkrieg zu machen. Im Übrigen habe er Ohrenschmerzen und ... –

Sie sei Altenpflegerin gewesen, erzählte Gertrud weiter, doch dann habe sie den Stress nicht mehr ausgehalten, habe eines Tages heulend beim Arzt gesessen. Nun sei sie schon sechs Jahre hier und: glücklich. In der Arbeitswelt da draußen käme sie nicht mehr zurecht – Mobbing, Zeitdruck, höchste Anforderungen, nein, sie sei froh, dass sie diesen Platz im Leben gefunden habe. »Platz im Leben«, schnaubte Melissa und schwang einen Putzlappen durch die Luft, als nähme sie es mit einem imaginären Stier auf, »das ist mal gerade ein *Plätzchen*. Da, wo ich vorher war ... ach, egal, lange her, es stimmt jedenfalls, dass es da draußen unglaublich hart geworden ist. Wenn nur die Leute hier ...« Sie presste die Lippen zusammen und scheuerte einen Topf so fest, als wasche sie einem Arbeitskollegen den Kopf.

Gertrud nickte.

»Ja, der erste Arbeitsmarkt ist hart. Im Grunde sollte doch die Arbeitswelt ein bisschen wie eine Behindertenwerkstatt sein, findet ihr nicht? Auf sich achtgeben, im eigenen Rhythmus arbeiten, Pausen machen, mit dem Sozialen Dienst über seine Gefühle reden, so was tut doch jedem gut. Stattdessen brechen die Leute draußen reihenweise zusammen und landen dann hier. Burnout.«

Eli sah sie an. Ja, das war sicher richtig. Die Arbeit in der Werkstatt war gewiss nicht stressig, man gab diesbezüglich acht auf die Leute. Trotzdem hatte sie bei den Kollegen in der Kantine eine gewisse Traurigkeit, eine Tristesse gespürt. Sie wussten, wo sie gelandet waren, kannten ihren Status. Die Arbeit war nicht anstrengend, das nicht, doch konnte man kaum aufsteigen, keine Verantwortung mehr übernehmen, die Arbeit war oftmals langweilig, vor allem: Man verdiente zu wenig Geld, blieb bei der Grundsicherung oder einer kleinen Rente und dem recht geringen Werkstattlohn.

Als hätte Gertrud ihre Gedanken gelesen, sagte sie: »In der Spülküche, wo du vorher warst, war es bestimmt öde, nicht? Doch bei uns kann man viel machen, auch selbstständig, einiges lernen, wenn man will. Und man kann ja auch jederzeit wieder aus der Werkstatt raus. Wenn du hier nicht zufrieden bist, hilft man dir zurück auf den ersten Arbeitsmarkt. Das ist längst nicht mehr so wie früher, als man in der Werkstatt landete und dann dort blieb für immer.« Sie lächelte aufmunternd und schob Eli die Plätzchen zu. Eli nickte abermals und dachte an ihren Termin mit der Integrationsassistentin. Sie gedachte nicht, hier zu bleiben, wenngleich ihr die Seminarabteilung bisher ganz gut gefiel.

Ja, die Leute wurden umsorgt, hatten jemanden zum Reden, hatten eine Arbeit, die Werkstatt zahlte sogar für sie in die Rente ein. Dennoch, es war ein betreutes Leben, ein sehr ruhiger Seitenarm des Lebens, und Eli hatte noch nie viel von Betreuung gehalten.

»Du wirst sehen, hier bei uns ist einiges los«, sagte Gertrud und griff sich noch einen Keks, bot auch Melissa davon an, was diese empört mit dem Hinweis auf die viele Arbeit ablehnte und den beiden am Tisch einen schrägen Blick zuwarf.

»Ich bin jedenfalls froh, dass du hier bist. Du erinnerst mich an Deborah, die, die ist ... vor Kurzem gestorben. Du bist auch so ...«

»Deborah, die sich das Leben genommen hat? Aha. Und die war wie ich? Wie bin ich denn?«, fragte Eli.

»So ... hübsch. Und irgendwie so voller Leben, merkt man gleich. Deborah, wenn die gelacht hat, standen die Männer Schlange. Ach, das war ein liebes Mädchen, hilfsbereit, immer freundlich. Vielleicht war sie ... eine Spur zu weich. Hat sich immer ein wenig treiben lassen, hat sich mitziehen lassen. Weißt du, die hatte hier Chancen ohne Ende, die Männer haben sie umschwärmt wie die Bienen um den Honigtopf, und sie ... ja, da war sie ein bisschen labil oder so.«

»Labil!« Melissa stellte den Topf mit einem Knall auf die Spüle und stemmte die Hände in die Seiten »Mit jedem mitgegangen ist die! Und eingebildet war sie, eingeschmeichelt hat sie sich, ›Herr Brandt‹ hier, ›Herr Brandt‹ dort, die ist dem doch nur um den Bart gegangen, war sein kleiner Liebling!«

»Ach, jetzt hör aber auf! Der Brandt hat keine Lieblinge, der ist zu allen fair, das weißt du ganz genau!« Gertrud schien entschlossen, nichts auf Deborah oder den Gruppenleiter kommen zu lassen. Sie griff zu einem Taschentuch und wischte sich über die Augen.

»Ja, sie hat sich umgebracht, hat man dir anscheinend schon erzählt. Ich verstehe es immer noch nicht, es gab keinen Grund, überhaupt keinen. Hat uns alle so traurig gemacht, es kam so plötzlich, wer weiß, was da passiert ist. Ich vermisse sie sehr, so ein liebes Ding. Vielleicht hat auch der Schaffhausen da seine Hände im Spiel. Würde mich jedenfalls nicht wundern. So, jetzt haben wir aber zu tun. Schluss mit Kaffeetrinken.« Mit einem energischen Ruck schob sie ihren Stuhl nach hinten und nahm die Tassen vom Tisch.

»Warte, warte«, hielt Eli sie zurück. Was hatte Gertrud da angedeutet? »Wie ... was meinst du damit, der Schaffhausen hat seine Hände im Spiel?«

»Ich hab nichts gesagt, gar nichts. Nur dass nicht immer alles so ist, wie es scheint. Der Schaffhausen, um den macht man jedenfalls besser einen großen Bogen, lass es dir gesagt sein. Einen ganz großen. Jetzt aber Bœuf Stroganoff. Ich hole die Melanie von drüben, wir sollten das zu mehreren machen. Herr Brandt wird uns das gleich noch mal genau erklären.«

Eine Viertelstunde später war die Küche voll. Felix zerkleinerte unter ohrenbetäubendem Lärm und unter Melissas kritischen Blicken Kürbisse in einer Küchenmaschine, während Melanie, Gertrud und Eli mit dem Rindfleischgericht beschäftigt waren. Immer wieder fragte Melanie ihre Kolleginnen bange, ob sie auch alles richtig mache, und selbst beim Zwiebelnschneiden vergewisserte sie sich mehrfach, dass sie auch wie angewiesen schnitt. Alle Fragen wurden von Melissa beantwortet, bevor die anderen beiden eine Antwort hätten geben können. Sie überwachte auch Felix' Arbeit und korrigierte ihn immer wieder, was den jungen Mann sichtlich aus der Ruhe brachte. Als sie schließlich in den Konferenzraum ging, zwinkerte Gertrud Eli zu und erklärte, dass es Melissa schwerfalle, in der Werkstatt zu sein. »Sie hält sich für jemanden, denkt, sie wäre etwas Besseres. Sie hatte mal eine ganz gute Karriere draußen, und jetzt hat sie sicher Probleme mit ihrem Status hier.«

Gertrud las sich das Rezept noch einmal gründlich durch, hob einen Topf auf den Herd und gab Butter hinein.

»Sie hat lange so getan, als wäre sie aus Versehen in der Werkstatt gelandet, ich schätze, sie fühlt sich den anderen überlegen.« Das gehe allerdings einigen so, die gingen auf Abstand, ließen sich sogar siezen von den Kollegen, man stelle sich das vor! »Keine Ahnung, warum«, meinte Gertrud, »sie arbeiten vielleicht in einer Außengruppe auf dem ersten Arbeitsmarkt oder haben eine Ausbildung oder denken, sie wären intelligenter als der Rest, und schon fühlen sie sich überlegen. Insgeheim denkt so mancher, er gehöre nicht hierher, findet die anderen komisch. Aber man kann sich seine Kollegen nicht malen.« Gertrud lachte. »Wir sitzen doch hier alle im selben Boot. Jeder hat so seine Geschichte.«

Eli nickte nachdenklich. Wenn sie ehrlich war, fühlte sie sich tatsächlich überlegen, fühlte sich nicht im Geringsten zugehörig. Aber natürlich stimmte es, was Gertrud sagte: Jeder hatte seine Geschichte, seine Gründe, hier zu sein.

Trotzdem, dachte Eli. Es war schwer, sich an diesem Ort nicht zu vergleichen, sich nicht als etwas Besseres vorzukommen. Eine Behindertenwerkstatt – das war auch im Bewusstsein der Beschäftigten ein Ort am unteren Ende der gesellschaftlichen Leiter. Das Selbstwertgefühl litt, wenn man dort sein musste, und es war verführerisch, das eigene Ego aufzuwerten, indem man auf diejenigen herabblickte, die vermeintlich schlechter dran waren als man selbst. Menschen bildeten nun mal Hackordnungen, das war hier nicht anders als überall.

»Ist auch wurscht«, sagte Gertrud energisch und schob einen Berg klein geschnittener Champignons in eine Schüssel, »kann ja jeder denken, was er will. Solange sich die Leute nicht aufspielen, ist es mir egal.«

»Wir sind fertig mit Schneiden«, piepste Melanie, »was jetzt?«

»Jetzt rühren wir das Ganze mal zusammen«, erwiderte Gertrud, nahm die Schüsseln und ging damit zum Herd. »Mir gefällt's hier jedenfalls«, sagte sie, während sie das Fleisch in heißem Butterschmalz anbriet, »ich habe ein Leben. Ich habe Arbeit, ich habe Kollegen, ich habe einen Sinn. Und kaputtmachen muss man sich hier auch nicht. Der Chef ist nett, er lobt viel, er lässt mir freie Hand, er hat seine Leute im Blick, also alles gut für mich.«

Als hätte er von sich reden hören, kam Brandt in die Küche, um nach dem Rechten zu sehen. Dicht hinter ihm betrat Schaffhausen den Raum, wie gestern raumgreifend und mit großer Geste. Er zwickte Melanie ins Ohrläppchen, was sich diese leicht verschämt, leicht abwehrend gefallen ließ, inspizierte ausführlich das Bœuf Stroganoff, kommentierte den Duft des gebratenen Fleisches mit: »Hmmm ... lecker«, fragte nach Ahmet Aktürk – »Immer noch nicht zur Stelle, was?« – und schwang sich schließlich auf den Tisch, an dem bisher gearbeitet worden war. Dort schob er sich einige Champignons in den Mund und begutachtete Elis Outfit. »Ja, nicht schlecht, das schwarze Käppi zu den blonden Haaren. Hab ja gestern schon gesagt, du bist 'ne Hübsche.«

Brandt hatte sich den Auftritt mit verschränkten Armen angesehen. Nun sagte er leise, aber bestimmt: »Ich dachte, ich hätte mich gestern klar ausgedrückt. Sie haben bei uns nichts zu suchen, schon gar nicht haben Sie auf dem Tisch zu sitzen oder sich bei uns vollzufuttern. Verstanden?«

»Natürlich«, nickte Schaffhausen, »bin ja nicht taub. Aber vielleicht ändern Sie Ihre Meinung. Jeder kann ja mal seine Meinung ändern, das kommt vor, ist keine Schande. Fakten ändern Meinungen, das ist gut so. Vielleicht könnten wir zwei mal über gewisse Fakten reden? Über Sie und mich, das große Ganze? Unter vier Augen?« Er setzte sich noch bequemer hin, zückte sein Smartphone und betrachtete ungerührt das Display. Anscheinend waren dort Fotos gespeichert, wie Eli von Weitem verschwommen erkennen konnte.

»Geiles Smartphone«, sagte er. »Geile Kamera. Macht geile Fotos. Das ist Fakt.« Im Hintergrund gab Melanie ein Quietschen von sich, das sich anhörte, als wäre man einer Maus auf den Schwanz getreten.

»In Ordnung«, sagte Brandt, »wir gehen in mein Büro. Gegebenenfalls hole ich den Sozialen Dienst dazu.«

Die drei in der Küche sahen einander an. Eli fragte sich, wovon sie da gerade Zeugin geworden war. Schaffhausen hatte sich aufgespielt, als wäre dies sein Königreich. Und Brandt ... wollte er ihm im Büro die Leviten lesen? Was hatte Schaffhausen mit den »Fakten« gemeint? Und wieso hatte Gertrud vorhin gesagt, er habe bei Deborahs Tod seine Finger im Spiel? Ob man wohl etwas hören könnte, wenn man nun den beiden hinterherschlich und vor dem Büro die Lage auskundschaftete? Das konnte man ja nicht ... lauschen nennen, das war ... Investigation. Investigativer Journalismus ... und damit eine Vorbereitung auf ihren zukünftigen Arbeitsplatz. Genau.

Mit einem »Bin mal kurz weg« war sie durch die Tür und vor Brandts Büro. Tatsächlich konnte sie ein paar Worte verstehen: »Geht so nicht«, »Regeln«, »... habe Ihnen gesagt«, »... der Soziale Dienst« – Brandt –, dann Schaffhausen: »Deborah Samtleben«, »... Polizei«, »... bin traurig«, »Schauen Sie mal ... hab da was ...«. Stille.

Wieder Schaffhausen: »Wir fangen an mit ... eine Kleinigkeit für Sie ... Beförderung ... bin brav ... klar, Regeln ... hab ich verstanden ...« Plötzlich Brandt, laut: »Raus mit Ihnen! Ich denke gar nicht daran!«

Die Tür wurde aufgerissen, und Schaffhausen spazierte lässig grinsend hinaus. »Immer mit der Ruhe, Chef. Wie gesagt, ist 'ne Kleinigkeit. Reine Geschäftssache.«

Das sah Brandt offensichtlich anders, der nun erkennbar wütend hinterherkam. »Das wird Konsequenzen haben. Und nun verschwinden Sie!«

Eli sah zu, dass sie aus der Schusslinie kam, bevor Brandt sie fragen konnte, was sie hier genau tat.

Auf dem Weg zur Küche sagte Schaffhausen, der ihr gefolgt war: »Hast gelauscht, was? Tja, wir haben alle unsere kleinen Laster, nicht? So, jetzt muss ich noch meine kleine Melanie an ihre Pflichten erinnern und noch dies und das, und dann bin ich auch schon wieder weg. Bin ein hart arbeitender Mann, wie du siehst.«

Die Küche betrat Schaffhausen wie gewohnt mit der Pose eines Fürsten. Er kniff Melanie in die Wange. »Nicht, du denkst an unser Spezielles?« Melanie sank in sich zusammen, Schaffhausen zwinkerte Melissa zu und hätte fast einen Löffel in das Bœuf Stroganoff getaucht, wenn ihn nicht Gertrud mit verschränkten Armen und bösem Blick davon abgehalten hätte.

Felix, der anscheinend kein Gespür für die Spannung hatte, die sich nun im Raum ausbreitete, und der genau wie ADHS-Oliver ganz gern seine Meinung über Gott, die Welt und seine Mitmenschen loswurde, platzte nun Mr.-Beanhaft mit rollenden Augen heraus: »Der Florin macht jeden Morgen SM mit seiner Frau! Hat er mir gesagt.«

Schaffhausen brachte dies nicht in Verlegenheit. Er lachte und stellte richtig: »Nicht mit *meiner* Frau. Mit *einer* Frau. Ich habe viele Frauen. Ich bin ein Mann, der gefällt.«

»Hört, hört«, sagte Eli, die jederzeit einen Philosophen parat hatte, »wenn du zum Weibe gehst, vergiss die Peitsche nicht, was?«

»So ist es«, parierte Schaffhausen munter. »Du scheinst dich ja auszukennen, mein Schatz. Wie wäre es, wenn wir beide genau das mal ausprobieren demnächst?«

»Äh«, machte Eli, die sonst an Schlagfertigkeit jeden Comedian übertraf, jetzt aber nicht wusste, wie man Erwiderung buchstabiert. Was war nur los mit ihr? Sie, die mit ihrem Witz Männer um den Verstand bringen konnte, seit sie denken konnte, hatte nun schon zum zweiten Mal eine weiße Wand im Hirn, auf der in Großbuchstaben »nada« geschrieben stand. Das erste Mal, als Regener ihr unvermutet gegenübergestanden hatte, und nun bei diesem ... Womanizer, der ihr gerade Fifty Shades of Werkstatt vorgeschlagen hatte. Nicht, dass Eli etwas gegen sexuelle Experimente gehabt hätte– sie stand allem Neuen aufgeschlossen gegenüber, allem Aufregenden sowieso. Doch sie war zurzeit geistig nicht ganz auf dem Posten. Hatte zu viel zu tun im Kopf.

Schaffhausen sprach unterdessen munter weiter: »Na, da bist du sprachlos, was? Egal, sag nichts und sieh gut aus, das reicht Onkel Florin. Süß, die blonden Locken und die Sommersprossen auf deiner Stupsnase. Oh und schau, jetzt wird die Kleine auch noch rot ... entzückend. Ahmet wohl schon wieder nicht hier? Na, dann bin ich mal durch die Tür. Man sieht sich. Arrivederci!«

Damit griff er sich einen Apfel, grinste Eli breit an und verschwand.

Eli saß gemütlich in der Raucherecke, machte Pause und überdachte ihre Einschätzung der Werkstatt. Einiges musste revidiert werden. Im Gegensatz zu ihrem ersten Monat in der Hauswirtschaft – Spülküche –, als sie mit kaum jemandem ein Wort gewechselt hatte und die anderen Beschäftigten nur Schemen vor einem trostlosen Hintergrund gewesen waren, traten ihre Kollegen in der Seminarabteilung nun schärfer hervor. Gertrud mit ihrer herzlichen und robusten Art war ihr sehr sympathisch, auch die verschüchterte Melanie, ebenso Mr.-Bean-Felix und der lebhafte Oliver, wenngleich beide Quasselstrippen waren, die texteten, als hätten sie ein Wörterbuch verschluckt. Selbst mit der spröden Melissa hatte sie Mitleid.

Und so absolut öde, wie sie zu Beginn vermutet hatte, war es an diesem Ort auch nicht. Ganz und gar nicht. Es war ein abgeschiedenes Biotop, ein Schmelztiegel, in dem man mit all seinen Verschrobenheiten miteinander klarkommen musste. Doch voller Leben. Da war natürlich vor allem Schaffhausen mit seinen speziellen Vorlieben und seinen Geheimnissen, vor dem sie eben sprachlos dagestanden wie eine Debütantin vor dem König ... was hatte er nur für eine »Geschäftssache« mit Brandt? Warum fragte er andauernd nach Ahmet Aktürk? Und hatte er wirklich eine Affäre mit einer Angestellten? Und eine mit Deborah Samtleben gehabt? Gertrud hatte abgewehrt, als sie nach Deborah und ihrem Verhältnis zu Florin gefragt hatte, wollte sicher der Toten nichts Schlechtes nachreden.

»Weißt du, Eli«, hatte Gertrud gesagt, »viele bei uns, auch die Deborah, wirken auf den ersten Blick ganz normal. Sind es ja auch. Aber auf den zweiten Blick, wenn man genauer hinschaut, dann merkt man eben, warum jemand hier ist. Sie sind labil, können sich nicht wehren, so wie Deborah, oder haben schlimme Albträume, wenn sie überhaupt schlafen, haben Angst, alles falsch zu machen, so wie Melanie, können überhaupt keinen Stress vertragen oder kriegen kein vernünftiges Gespräch zustande, auch wenn es niemanden hier gibt, der gar nichts mehr blickt, verstehst du? Auch die, die scheinbar ganz für sich sind, kriegen doch alles mit, da muss man aufpassen. Wie gesagt, die meisten wirken ganz normal, wenn man sie erst einmal kennenlernt, aber auf lange Sicht merkt man es jedem an. Sie brauchen die Werkstatt. Hier können sie nach ihren Regeln arbeiten. Also, ich bin zufrieden. Ich will nicht mehr in die Welt da draußen.«

Gertrud hatte ganz offensichtlich ihren Platz gefunden, dachte Eli. Sie lag bestimmt damit richtig, dass viele Beschäftigte den Werkstattplatz brauchten. Doch Eli hatte in ihrer Zeit in der Spülküche gemerkt, dass ihre dortigen Kollegen verunsichert wirkten, unter einem Mangel an Selbstwertgefühl litten. Wo kam das her? War es ein

Krankheitssymptom oder raubte die Tatsache, dass man sich in der Werkstatt befand, den Selbstwert?

Sie trauten sich jedenfalls nicht viel zu, hatten den Hauswirtschafterinnen Fragen gestellt, deren Antwort sich eigentlich von selbst verstand: »Wie scheuere ich diesen Topf, Frau X? Und wie lange? Welches Mittel nehme ich dazu? Ist das Mittel nicht zu scharf? Vielleicht nehme ich doch besser was anderes ... Was meinen Sie? Wirklich, Frau X?« Und so weiter.

Dabei war es eine Werkstatt für psychisch Kranke, nicht für geistig Behinderte – hier gab es etliche Leute, die studiert hatten oder Berufsabschlüsse hatten und nun Anweisungen von Vorgesetzten entgegennahmen, die in der Welt da draußen weit unter ihnen gestanden hätten. Nur – diese Vorgesetzten trauten sich im Gegensatz zu den Beschäftigten etwas zu, machten sich keinen Kopf, griffen beherzt zu.

Eli selbst, die im Prinzip mit einem ausgezeichneten Geist gesegnet war, hatte sich in ihren ersten Tagen ebenfalls bei reichlich überflüssigen Fragen ertappt, sie hatte nach einer schlechten Nacht voller Angst und Herzklopfen einmal vor einem Servierwagen gestanden und praktisch nicht mehr gewusst, wo oben und wo unten war. Frau Maier hatte ihr damals alles geduldig erklärt, doch Eli hatte sich über sich selbst erschreckt. Sie hatte gedacht, sie verliere den Verstand. Selbst die Tatsache, dass die Hauswirtschafterin so lieb und geduldig gewesen war, hatte sie erschreckt – die hatte mit ihr geredet wie mit einem kleinen Kind.

War dies hier ein Platz für sie selbst, Eli Sudfeldt?

Der Arbeitsrhythmus und die Bedingungen waren ohne Frage angenehm – Eli gestand sich ein, dass ihr das wohltat. Sie war insgeheim froh, dass die Arbeit kinderleicht war und dass so viel Rücksicht auf die Erkrankung genommen wurde. Was sie vor sich selbst niemals zugegeben hätte. Obwohl sie schon ganz andere Aufgaben gemeistert hatte, zuckte sie innerlich zusammen, wenn Brandt ihr eine Aufgabe auftrug, sie hatte Angst, selbst hier, an diesem Platz, etwas falsch zu machen. Das war natürlich die Depression – man scheiterte an den eigenen hohen und höchsten Ansprüchen.

Und es tat ihr auch wohl, dass sie hier unter ihresgleichen war – Eli fühlte sich unter Außenseitern immer besser als in der normalen Welt, in der sie manchmal die sozialen Codes nicht verstand und vieles mit ihrem lockeren Mundwerk überspielen musste. Das Kennenlernen lief in der Werkstatt genau umgekehrt: In der Welt draußen, in der alle Masken trugen, sah man zuerst die Vorzüge einer Person, doch nach einer Weile entdeckte man deren verborgene Schwächen. Die Enttäuschung war unvermeidlich. Hier sah man die Schwächen auf den ersten Blick. Doch nachdem man die Nonkonformistenhürde überwunden hatte: Pling, da waren die Vorzüge. Obwohl unter den »Freaks« manchmal die Konversation brüchig war, die Gespräche abrissen oder nirgendwohin führten, waren ihr die Spielregeln vertrauter als unter den »Normalen«, die alle so selbstgewiss schienen, immer genau wussten, was man zu sagen hatte und wann. Eli fühlte sich in der Werkstatt selbstsicherer. Gertrud hatte recht: Die Arbeitswelt sollte ein bisschen mehr wie eine Werkstatt sein. Was den Behinderten guttat, war bestimmt für alle gut: Pausen, weniger Stress, verständnisvolle Vorgesetzte, jemand zum Reden. Alte Leute profitierten schließlich auch von den abgesenkten Bordsteinschwellen, die man für die Rollstuhlfahrer erfunden hatte.

Es war doch *eine* Welt, *unsere* Welt, die Welt derjenigen, die darin lebten – sie sollte auch genau auf die Bedürfnisse und Wünsche der Menschen zugeschnitten sein. Warum sollte man es sich nicht darin bequem machen, sich entspannen? Vielleicht war dieser Gedanke naiv? Egal, die Verrückten können denken, was sie wollen, fand Eli, schließlich erwarteten die Leute verrückte Sachen von den Verrückten.

Wenn die Welt da draußen nicht so unerbittlich wäre, könnte

man viele ihrer Kollegen auf den ersten Arbeitsmarkt zurückbefördern – sie waren ja nicht auf den Kopf gefallen und die vielfach stupide Arbeit ödete sie an.

Ja, Gertrud hatte gewiss ein sinnvolles Leben, nur mangelte es an Geld und Status. Und an Liebe. Wie sah es wohl diesbezüglich für sie aus?

Hm. Bei Tinder kam es gewiss nicht gut, wenn im Profil stand: »Arbeite in einer Behindertenwerkstatt.« Machte die Partnerwahl keinesfalls einfacher. Vielleicht könnte man auch die Werkstatt aufwerten, aus den »Beschäftigten« regelrechte Arbeitnehmer mit regelrechten Arbeitsplätzen machen? Mehr Geld ins Spiel bringen? Ein bisschen Luxus?

Und was geschah eigentlich, wenn eines Tages Roboter die Arbeit übernähmen? Gab es dann noch Behindertenwerkstätten? Oder wären die Werkstätten dann Orte, an denen nicht mehr gearbeitet wurde, an denen man nur zusammenkam und Spaß miteinander hatte?

Eli, die sich wie alle Verrückten stets der Weltrettung verpflichtet fühlte, dachte sich regelrecht in Rage. Hier in der Raucherecke zum Beispiel – konnte man da nicht Sonnenliegen aufstellen? Und konnte man nicht auf dem Gelände eine kleine Wellnessoase errichten mit Massagen, Glam-Räumen und einer Wein-Bar? Eli konnte es regelrecht vor sich sehen – an der Tür ein Schild: »Eintritt nur für Behinderte. Alle anderen bleiben leider draußen.«

Du bist nicht verrückt, tja, Pech gehabt. Schafft nun mal nicht jeder, einen Wahn zu entwickeln – wir Verrückten stellen aus uns heraus Endorphinräusche her, da könnt ihr anderen aber nur neidisch zu den Drogen greifen, also trollt euch, auf Wiedersehen.

Ach, Eli sehnte sich so sehr nach dem Wahn.

In der heiteren, rosaroten Manie war Eli alles recht, niemand konnte etwas falsch machen, sie ertrug alles: den Klimawandel, die Flüchtlingskrise mit dem IS-Terror und Kim Jong-uns Raketentests, die der Diktator anscheinend immer dann startete, wenn auf der Welt gerade einmal fünf Minuten Schreckenspause herrschten. In der Depression allerdings strapazierte sie bereits die sprichwörtliche Fliege an der Wand. Vorhin in der Küche, als der arme Felix im Weg herumgestanden und Maulaffen feilgehalten hatte, hätte sie ihn am liebsten mit dem Kopf voran in den Sahnebläser getunkt. Und Oliver, der jeden um den Verstand quasselte und selbst die absonderlichsten Themen ausführlich behandelte – Thatchers Wirtschaftspolitik, das Klima auf den Hebriden, seine Fahrradschaltung und ihre Tücken –, hätte sie nur zu gern einmal einem speziellen Eli-Sudfeldt-Benimmkurs unterzogen, mit den guten alten Methoden der früheren Pädagogen.

Das war nicht schön, und Eli wünschte sich inniglich, dass der schwarze Hund endlich mal mit jemand anderem spazieren gehen möge.

Vor allem, und das war das Schlimmste: In der Depression zersplitterte ihr die Vorstellung der Welt als einer »Gesamtheit«: Alle Lebewesen, gleich ob Pflanze, Mensch oder Tier, dachte Eli, bildeten eine Einheit, setzten sich von Zeit zu Zeit zu einem Gebilde zusammen, das sie in den Spitzen der Manie förmlich vor Augen sehen konnte, ein Puzzle, in dem endlich alles an seinem Platz lag. Diese Einheit war einfach *da*, existent, nicht gut oder böse, nur da, *lebendig*, würde bis in alle Ewigkeit zusammenfinden und auseinandergehen. Ein himmlisches Gefühl, in dessen Überschwang Eli gern einmal wildfremde Menschen spontan umarmte, was zu Problemen führen konnte, wenn die Wildfremden nicht ihrerseits Verrückte waren.

Doch wenn sie sich schlecht fühlte, war sie kein Teil des Ganzen mehr, sie war allein und unbedeutend. Nein, nicht schön.

Sie zuckte die Achseln, drückte ihre Kippe aus und sah an sich herunter. Hatte ihre Laune sich nicht schon bereits verbessert?

Heute Morgen hatte sie das erste Mal seit langer Zeit zu ihren Lieblings-gute-Laune-Schuhen gegriffen, rot, mit einer auffälligen silberschwarzen Schnalle und dem gewissen Rockstar-Look.

Wie auch immer. Auf jeden Fall würde sie sich beim Echo bewerben.

Und genau bei diesem Stichwort sah sie Martin Regener näher kommen, im Schlepptau niemand anderen als – Odin. Odin, den selbst ernannten Gott der Wikinger, bürgerlich Heiner Eichmanns. Ihn kannte sie aus der Psychiatrie. Martin hatte ihn vor zwei Jahren ebenfalls dort kennengelernt, er war eine große Hilfe gewesen bei der Aufklärung des damaligen Falls und hatte Martin sogar buchstäblich das Leben gerettet.

»Schau mal, wer hier ist«, rief Martin von Weitem, »wusst ich‘s doch, Eli, wie immer in der Raucherecke. Guck mal, wen ich mitgebracht habe!«

»Das gibt‘s doch nicht!« Eli sprang auf. »Was machst du denn hier? Wie schön, dich zu sehen!«

Wie sich herausstellte, war Odin respektive Heiner noch immer Patient der Rheinischen Fachklinik, war aber zur Arbeitserprobung in die Werkstatt geschickt worden:

»Die wollen rauskriegen, Eli, ob ich noch ‘nen Hammer in der Hand halten kann. Und dann habense gesagt, die Arbeit würde mir guttun, Tagesstruktur und so. Aber ich wär viel lieber beim Kaiser auf Station, Arbeit ist nix für mich, ich will mein Ding machen, will für mich sein. Ey, haste mal ‘ne Kippe für mich?«

Der Kaiser, also Fabiano III., Kaiser von Italien, bürgerlich Andreas Becker, war Heiners Seelenverwandter und wie er Langzeitpatient in der Rheinischen Fachklinik, wo Martin und Eli die beiden kennengelernt hatten. Er lebte nach eigenen Regeln und war eins mit Harald Juhnkes goldener Definition von Glück: keine Termine und leicht einen sitzen. Seine Majestät der dritte hielt sehr gerne Hof in der Sonne, wo er eloquente Reden schwang, die umso wortreicher wurden, je mehr er von dem Flachmann trank, den er stets bei sich führte, sofern das Personal ihm diesen nicht gefilzt hatte.

Des Kaisers liebstes Steckenpferd war die Würde des Menschen, die Würde und abermals die Würde. Er freute sich tierisch über Besuch, sah er doch in diesem sofort Gelegenheit zu einem ausgesprochen langen, ausgefeilten, doch nur für ihn nachvollziehbaren Vortrag über das Grundgesetz – Würde! –, sofortige politische Maßnahmen – Zigaretten und Cola für alle – und allgemeine psychiatrische Verbesserungen – Kaffeevollautomaten in der Beschäftigungs- und Sporttherapie. Er bekam daher nicht viel Besuch, schon gar nicht zweimal denselben.

»Und, ihr zwei«, erkundigte sich der Gott der Wikinger, »seid zusammen hier? Also immer noch zusammen? Das ist schön, das ist gut.«

Eli und Martin guckten in die Ferne. Eli gab Heiner eine Kippe und zündete sich auch gleich noch eine an. Man schwieg. Dann sagte Martin: »Ach, ich ... also wir ... wir haben es vorläufig auf Eis gelegt. Kleine Pause gemacht.«

»Dürfte 'ne längere Pause werden«, warf Eli schnippisch ein. Ihr Herz blutete. Das letzte Mal, als sie so zusammen gewesen waren, der Wikinger, der Kaiser, sie und Regener, war zwischen ihr und Regener alles voller Hoffnung, Charme und Zauber gewesen, und nun ... war die Liebe weg. Oder eisgekühlt, wie Regener gesagt hatte. Es tat so verdammt weh.

Heiner, wie viele Psychiatriepatienten mit Feingefühl ausgestattet, sah vom einen zum anderen. »So ist das also. Na ja«, er räusperte sich, »vielleicht läuft ja hier auch ein Mörder rum, so wie damals, und ihr beide werdet wieder die Kommissare und schnappt ihn, und dann ...« Den Rest ließ er offen.

»Wir werden sehen«, sagte Regener unbestimmt und warf Eli einen Blick zu, den die nicht zu deuten wusste. Was würde man sehen? Wie lange die sogenannte Pause war? Und wollte sie, Eli

Sudfeldt, überhaupt in der Pausenecke stehen, zur Abholung bereit?

»In welcher Abteilung bist du denn?«, fragte Martin den Wikinger, der stur auf den Boden geschaut hatte.

»Gartenbau. Lauter schräge Typen. Reden nur übers Saufen. Einer hat den ganzen Tag irgendwelche Geschäfte am Laufen, ständig sein Handy am Ohr, du hörst Summen, dass dir schwindlig wird. Und Weibergeschichten ohne Ende, dauernd das Gesäusel von Denise hier und Darleen dort, hab mich schon gefragt, ob er die auf den Strich schickt. Und dann soll er auch was mit einer Lady aus der Verwaltung haben, voll unsympathisch, die kann unsereinen nicht leiden. Weiß nicht, was er an der findet, die ist viel älter als der, fährt aber 'nen dicken Mercedes, vielleicht isses das. Ach, da kommt er ja. Bei dem muss man aufpassen. Zieht einem den letzten Euro aus der Tasche.«

Gewohnt lässig schlenderte Schaffhausen um die Ecke und lächelte breit, als er Eli sah. Fast hätte er sie umarmt, doch Martin schob sich einen kleinen Schritt vor sie und drückte seinen Rücken durch.

Schaffhausen ließ sich nichts anmerken und beachtete niemanden außer Eli. »Na, dein Boss zu Hause, schöne Frau? Wusstest du übrigens, dass der demnächst groß rauskommen soll? Man munkelt, dass er zum Leiter des Bildungszentrums gemacht werden soll. Macht schon fleißig Fortbildungen und so weiter. Und seine Frau, die kleine Dicke, die in der Verwaltung sitzt, backt Kekse für die Beschäftigten und tut gaaanz freundlich mit uns. Tja, wir werden sehen. Wer befördert werden will, darf sich nichts zuschulden kommen lassen, nicht? Schätze, ich werde nachher noch mal ein bisschen mit ihm plauschen ...«

Weiter deutete der Frauenschwarm der Werkstatt an, mit Eli nachher einen kleinen Ausflug unternehmen zu wollen. Er kenne da einen hübschen Ort auf dem Gelände, in dem es einem ganz anders werden könne, man ganz unter sich sei und in dem »wir unser Spezielles weiter besprechen können, Hase«. Noch immer beachtete er weder Heiner noch Regener, dessen Miene sich verfinstert hatte.

Eli zuckte die Achseln. »Wüsste nicht, dass wir was Spezielles haben, aber von mir aus, ich seh mir deinen geheimnisvollen Ort mal an.«

Ihr Herz hüpfte. Sie hatte Regeners düstere Miene sehr wohl registriert. Es passte ihm nicht, dass Florin mit ihr flirtete. Tja. Pech gehabt. »Mach dich rar und werd ein Star« – das war doch wohl ein bewährtes Motto in Liebesdingen.

Schaffhausen nickte, verbeugte sich und zog einen imaginären Hut. »Dann bis später. Ich seh dir in die Augen, Kleines.« Mit schwingender Hüfte schlenzte er davon.

Regener verdrehte die Augen und höhnte: *»Ich seh dir in die Augen, Kleines,* oh mein Gott, hat dieser Typ je eine abgekriegt? Der Spruch war doch vor hundert Jahren schon abgedroschen. Eli, jetzt sag mir bloß nicht, dass diese olle Kamelle bei dir zieht.«

»Wir beide«, sagte Eli, »liegen auf Eis. Was bei mir zieht, ist meine Sache.«

»Ach, komm schon, Eli, sei nicht so«, erwiderte Regener, »du hast doch gehört, was Heiner gesagt hat, oder nicht? Vor allem bist du ja wohl nicht gerade bekannt für dein Händchen bei Männern, stimmt's?«

»Stimmt haargenau«, sagte Eli scharf, »sieht man ja an dir.«

Autsch. Das hatte sie nicht sagen wollen. Aber sie ertrug es nicht, wenn Martin lieb zu ihr war, den Beschützer rauskehrte. Das war nun einmal vorbei, und er hatte es so gewollt. Er hatte ihr wehgetan. Nun stand sie für sich selbst.

Regener sagte nichts, schaute in die Ferne.

Odin, sensibel wie ein Reh, sah bekümmert von einem zum anderen und murmelte: »Schade, wirklich schade. Hab mich so gefreut, euch zu sehen. Hm ... hab gegen keinen was, ehrlich. Wär nur schön, wenn hier ... wenn ... was passiert und ihr wieder zusammenkommt. Aber Eli, bei der Type eben musst du wirklich aufpassen. Siebter Sinn und so.«

»Danke, Heiner«, sagte Eli und drückte heftig ihre Kippe aus, »lieb von dir, ehrlich. Ich freu mich auch wahnsinnig, dass du hier bist. Vielleicht können wir bald einmal zusammen den Kaiser besuchen gehen. Und danke für die Warnung. Aber ich denke doch, ich kann auf mich achtgeben.« Sie drehte sich um, ging ins Haus und winkte ihnen zu. »Muss arbeiten. Bis später!«

Odin und Martin sahen einander an. Dann sagte Martin langsam: »Eli kann viel. Aber auf sich achtgeben gehört nicht dazu.«

Der Ort, an den Florin Schaffhausen Eli romantischerweise am Nachmittag führte, war das Lager, ein ehemaliger Schlachtraum, gelegen in einem recht düsteren Keller mit gewölbten Decken und Spinnweben an den Wänden. Früher, als der ganze Komplex noch eine große psychiatrische Anstalt gewesen war, waren hier die Hauswirtschaftsräume der Klinik untergebracht gewesen, man hatte dort Fleisch- und Backwaren selbst hergestellt. Davon zeugten noch die Maschinen, die übrig geblieben waren: Fleischermaschinen, Knochensäge, Hackbeilmaschine, Anschlagmaschine, eine Teigmaschine. Heute brachte man hier Vorräte unter.

Eli war gerne mitgegangen. Sicher, der Typ war ein Möchtegern-Weiberheld, er führte seltsame Gespräche und hatte bestimmt krumme Dinger am Laufen – vielleicht ging sogar eine gewisse Gefahr von ihm aus. Doch so etwas hatte Eli noch nie abgeschreckt, im Gegenteil. Sie war neugierig. Was beredete Florin mit Gruppenleiter Brandt? Wieso machte er immer so seltsame Andeutungen? Gab es am Ende einen neuen Kriminalfall, wie Odin es sich gewünscht hatte?

Und was würde bei diesem Date passieren? Eli zog Florin Schaffhausen nicht ernsthaft in Betracht, doch sie verspürte ein gewisses Kribbeln. Fühlte sich lebendig wie lange nicht. Florin, der Rebell, flirtete mit ihr. Dieses Gefühl war schön. Jedenfalls besser als Angst, Leere und Einsamkeit. Und Martin ... war er etwa eifersüchtig gewesen? Egal: Sie war wieder im Spiel. Doch, das war sie.

Florin bot Eli einen Joint an, den diese bereitwillig annahm. Von Zeit zu Zeit ging Eli mit sich ins Gericht – kein Alkohol, keine Kippen, keine Drogen –, doch sie war jederzeit bereit, diese Maßgaben über Bord zu werfen, wenn sie andernfalls ein spannendes Abenteuer gefährdete oder natürlich: wenn die Weltenrettung es erforderte.

»Nun, dann wollen wir es uns hier mal bequem machen«, sagte Florin gemütlich und zog Eli neben sich auf eine Fensterbank. Eli musterte ihn von der Seite. Für einen Werkstattbeschäftigten, also jemanden, der eigentlich nur über recht wenig Geld verfügen konnte, war ihr Galan auffallend gut gekleidet. Respektive teuer. Allein die Schlangenhautstiefel, die er trug, waren bestimmt nicht bei Deichmann gekauft. Dazu kamen eine modische Lederjacke und eine Uhr, die kostspielig aussah. Nun zog er ein Smartphone aus der Tasche – das neueste Modell –, kontrollierte das Display und brummte etwas von »Die Geschäfte, mein Schatz, du verstehst schon«.

»Nein«, sagte Eli, »ich verstehe nicht. Welche Geschäfte? Welcher Art sind die Geschäfte? Und was hast du mit Brandt für ein Problem?«

Schaffhausen tat geheimnisvoll. »Der Brandt, tja, der ist auch nur ein Mann, mehr sage ich nicht. Dabei hat er so ‘ne nette Frau, ‘ne Gemütliche, so ‘ne Kümmertante. Ist halt ein bisschen aus der Form gegangen, da kann man ja verstehen ... Nun aber ... vor den Geschäften, mein Schatz, steht das Vergnügen. Tatatata: Jetzt führe ich dich erst mal in mein Reich ein! Wer weiß, vielleicht wirst du meine Königin.«

Eli ließ nicht locker. »Was meinst du damit, er ist nur ein Mann? Geht's um Deborah? Und hast du die auch gekannt? Man munkelt übrigens, du hättest was mit einer aus der Verwaltung?«

»Neugierig wie alle Frauen«, lachte Schaffhausen. »Du willst es aber ganz genau wissen, was? Ja, ich kenne sie alle, hab sie alle, in jedem Hafen eine Braut, und natürlich immer einen heißen Draht nach oben. Tja, was willst du machen, man lebt nur einmal, das ist meine Devise.« Er grinste anzüglich. »Die Deborah war aber nicht mein Fall, zu hysterisch. Und außerdem, jetzt hab ich ja dich. Du bist viel hübscher, meine Süße.«

Damit sprang er auf, ging herum – fast mit Besitzerstolz – und winkte Eli zu sich heran. »Hier, schau mal, das ist eine Knochensäge. Ritze, ratze, die zermalmt alles, alles, Haut und Haar, alles, was man einmal war. Wenn du eine Leiche entsorgen musst: So geht das. Und Onkel Florin ist dir gerne behilflich. Reste kommen in den Biomüll, menschliche DNA kann nicht von tierischer DNA unterschieden werden. In den Biomüll, stell dir vor, alles komplett ökologisch, quasi vegan.« Er kicherte. »Und das hier, das ist eine Hackebeilmaschine. Also, wird dir jemand lästig, dann stößt du ihn hier herein, so«, er deutete einen kräftigen Stoß an, »hältst ihn fest und dann zack, dieser Hebel hier: Kopf ab. Finalmente. Eine Guillotine ist ein Kinderspielzeug dagegen. Besser natürlich, die Person ist betäubt oder ohnmächtig oder so, dann zappelt sie nicht so, nichts kann fehlgehen und es ist nicht so eine Schweinerei. Ein sauberer Schnitt – und ab, der Kopf. Kann man auch alles gut nach einem Unfall aussehen lassen, jemand stolpert, fällt blöd und – bämm. Übrigens hab ich dir was in den Joint getan, du solltest jetzt gleich bewusstlos sein, spürst du's schon?«

Erschrocken warf Eli den Joint weg und sprang zur Seite. Sie spürte tatsächlich ein schwummriges Gefühl, ihre Knie waren weich. Kam das vom Gras, oder ...? War das jetzt ein saublöder Scherz, oder hatte Florin ...

Der lachte sich halb tot, als er ihr Gesicht sah. »Hahaha, hab dich, meine Kleine. War nur ein Scherz, ein Sche-herz, ich hab doch nur Spaß gemacht, bist du irre, ich will doch niemanden umbringen, dich schon gar nicht, wär schade um den hübschen Kopf. Wollte dir nur mal zeigen, was es hier für lustige Sachen gibt. Die regen irgendwie die Fantasie an, findest du nicht auch? Eine recht spezielle Atmosphäre hier, nicht? Und du bist doch interessiert an ... meinen Spezialitäten, richtig?«

»Äh«, sagte Eli, »ich bin gerade sehr interessiert an frischer Luft.« Damit ging sie Richtung Ausgang.

»Nun sei doch nicht so!«, kam ihr Florin hinterher. »Ich hab nur Spaß gemacht, die alten Maschinen haben so ... so eine gewisse Aura. Und du, meine Schöne, hast auch eine Aura. Die mir gefällt. Okay, ich hab's hier vermasselt, war ein bisschen zu heftig für dich. Aber so ein klitzekleines bisschen heftig magst du doch auch, dachte ich jedenfalls, nach deinen Andeutungen letztens. Ich hab's: Wie wär's, wenn wir beide noch mal von vorn anfangen? Ich lade dich am Freitag ein, wir gehen aus, gehen richtig chic essen, mit allem, was der Laden hergibt. Ganz bestimmt keine Dönerbude, vielleicht Sushi, nur vom Feinsten. Hast du Lust? Sag nicht Nein, bitte!«

Eli öffnete die Tür und sog die frische Luft ein. »Woher«, fragte sie ihn direkt, »woher hast du das Geld für chic essen mit allen Schikanen? Die anderen hier wissen nicht, wie sie Brot kaufen sollen, und du wirfst es mit beiden Händen raus? Wie kommt das?«

»Das, Teuerste«, entgegnete Schaffhausen elegant, »erfährst du, wenn du mich besser kennenlernst. Ich sage nur: Wer die Augen offen hält, dem eröffnen sich Möglichkeiten. Ich bin übrigens auch nicht aus schlechtem Haus, verstehst du? Also, haben wir eine Verabredung? Weiteres Kennenlernen von bizarren Welten?«

Eli war nicht gänzlich abgeneigt. Stand den Abenteuern des Lebens offen gegenüber. Florin hatte es dadrin ein wenig übertrieben, gewiss – konnte man seinen Scherz unter »schwarzem Humor«

verbuchen? –, aber andererseits: Was hatte sie sonst vor am Freitag? Über ihr Leben nachdenken? Sich alles vorwerfen, was sie finden konnte?

Es reizte sie, mehr über den selbst ernannten Ladykiller und seine »Geschäfte« herauszufinden. Und mal wieder so richtig einen draufzumachen. »Vernunft ist wie tot, nur früher«, stimmt's? Stimmt. Eli war nicht der Typ, der ständig an die Leberwerte dachte.

»Ich denke darüber nach«, sagte sie, »wenn ich nicht mehr ganz so bewusstlos bin.«

Florin zog sie an sich und deutete einen Handkuss an. »Je suis enchanté. Versprich es. Hand drauf!« Er hielt ihre Hand fest in der seinen. Und Eli schlug ein.

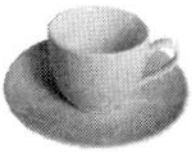

Mittwoch und Donnerstag

Die nächsten beiden Tage vergingen. Eli, die sich anfänglich für die einzig völlig normale Person in der Behindertenwerkstatt gehalten hatte, welche es aus Zufall und bösem Willen dorthin verschlagen hatte, stellte fest, dass es all ihren Kollegen ähnlich zu gehen schien. Das eigene Selbst hielt man für »normal«, alle anderen waren »behindert« – bis zum Beweis des Gegenteils. Man untersuchte zunächst, wer noch alle Latten am Zaun hatte. Neuankömmlinge wurden diesbezüglich argwöhnisch begutachtet, bis man mit ihnen warm geworden war. Je »normaler« eine Person war, desto rascher ging dieser Prozess. Sosehr man in den bunten Blättern lesen konnte, man möge seine Personality pflegen: Es wollten eben nicht alle Leute »anders« sein. Außenseiter wie Knastbrüder, Psychiatriepatienten oder eben Werkstattbeschäftigte waren liebend gern »normal«. Nur Promis freuten sich darüber, einen Hauch »anders« zu sein – anders im Sinn von Abstand zum Mittelmaß.

Oliver, das personifizierte Wortgewitter, der mit seiner derangierten Erscheinung selbst unter englischen Exzentrikern nicht mehr als ihresgleichen durchgegangen wäre, brachte es auf den

Punkt, als er in einer Diskussion feststellte: »Wir normale Menschen denken anders darüber als die Psychos. Kein Mensch weiß doch, was in denen vorgeht.« Eli hatte ihn mit offenem Mund angestarrt.

Die Gruppe war nicht homogen, alle waren sehr verschieden, doch eines einte sie: Sie alle waren »sozial verschoben«, litten unter Selbstwertproblemen. Das hatte Gertrud gemeint, als sie gesagt hatte, dass man »es« irgendwann bemerken würde. Melanie war und blieb todschüchtern und verlegen, machte kaum einmal den Mund auf; Melissa eckte mit ihrer taktlosen und harschen Art andauernd an, und Felix, der Autist, wollte alles ganz genau erklärt haben. Er glaubte jedem aufs Wort und dachte nie um die Ecke, befolgte aber gewissenhaft und fleißig jede Anweisung. Oft wurde er aufgezogen, war Gegenstand harmloser Neckereien. »Wir müssen heute eine Grundreinigung durchführen, Felix, alles muss raus«, hatte Andrea, eine magersüchtige Frau um die vierzig, am Donnerstag ernst gesagt. »A-A-Aber wieso denn?«, hatte Felix entsetzt ausgerufen. »Das g-geht doch nicht, machen wir doch nur Anfang des Jahres und nicht im Herbst, d-d-das ... das geht doch jetzt nicht!« Es hatte sich als ehernes Gesetz in sein Hirn eingegraben: Grundreinigung nur Anfang des Jahres. Er kam aus dem Takt, wenn die Regeln verändert wurden. Andrea hatte ihm lange erklären müssen, dass das nur Spaß gewesen sei und sie ihn ein bisschen auf den Arm habe nehmen wollen. Da hatte er erleichtert aufgeatmet und gelacht. Er verstand Scherze, doch man musste sie ihm klarmachen, und wenn er selbst welche machte, was gelegentlich vorkam, dann kündigte er vorher an: »Das ist jetzt ein Witz«, und dann erzählte er den Witz über zwei Tomaten, die sich trafen, »da kommt ein Lk-k-k-kwatsch«, hahaha, woraufhin Felix sich ausschüttete vor Lachen und die Gruppe kollektiv die Augen verdrehte.

Einmal nach seiner Meinung über die neue Bluse von Gertrud befragt, war er nicht gerade ein Charmeur gewesen: »Die steht dir nicht, Gertrud. Macht dich noch dicker, als du so schon bist.«

»Oh, Felix«, hatte die geseufzt, »man muss nicht immer die Wahrheit sagen. Du kannst einfach nicht lügen, was?«

Das stimmte. Es war Felix' besonderes Kennzeichen: Er konnte nicht lügen und sagte haargenau, was ihm gerade durch den Kopf ging.

Gertrud war so etwas wie der ruhende Pol der Gruppe, sie wusste, wo alles lag und wie die Dinge gemacht wurden, doch auch sie hatte Eli anvertraut, dass sie nicht so beherrscht war, wie es schien, und sie in durchwachten Nächten oftmals große Angst davor habe, vollkommen fehlerhaft zu arbeiten. Melissa versuchte immer wieder, ihr ihren Platz als rechte Hand des Chefs streitig zu machen, indem sie die Kollegen zu diesem und jenem anwies oder belehrte, doch das blieb ohne Erfolg.

Um den Platz in der Gruppe wurde nicht gerade gekämpft, doch eine gewisse Hierarchie gab es schon: Die entschied sich darüber, wen man etwas fragte oder was man jemandem zutraute. Oder darüber, wer die unangenehme Arbeit machen sollte – wie etwa Putzen. Im Allgemeinen allerdings wurde die Arbeit gerecht verteilt, allein schon durch Gruppenleiter Brandt, der seine Augen überall hatte und immer zu wissen schien, was seine Schäfchen gerade taten und womit sie zurechtkamen oder eben nicht. Er lobte ausdauernd, wiederholte alles ein Dutzend Mal, und motivierte, indem er die Leute auch durchaus mit schwierigeren Aufgaben betraute. Allerdings schien er momentan, wie Gertrud gesagt hatte, nicht ganz bei der Sache, war abwesender und fahriger als gewöhnlich. Ob ihm der Tod einer seiner Schützlinge naheging, ob er noch mit den Gedanken bei Deborah Samtleben war? Was hatte Florin gemeint mit: »Brandt ist auch nur ein Mann?«

Der Tod der jungen Frau war noch häufig Gesprächsgegenstand, die Gruppe konnte es einfach nicht fassen, dass sie nicht mehr da war, und vor allem, dass sie auf diese schreckliche Weise aus dem Leben gegangen war. »Sie war doch viel zu jung zum Sterben«, hatte

Gertrud traurig gesagt, »so jung und so hübsch, noch das ganze Leben vor sich und wirft es einfach weg. Ich verstehe es nicht, sie hatte doch gar keinen Grund. Jeden Tag sehe ich auf den Platz, an dem sie immer gearbeitet hat, und da ist sie nun nicht mehr.«

Oliver hatte eingeworfen, dass er ihr Lachen vermisse und ihre fröhliche Art. Deborah war beliebt gewesen, man war sich einig, dass ihr Tod eine Lücke gerissen hatte.

Regener ließ sich immer wieder blicken – er schien auffallendes Interesse an der Seminarabteilung zu haben. Eli hatte ihn schnippisch gefragt, warum er ihnen so auf die Nerven ging, doch Regener hatte nur ruhig geantwortet, er sei auf der Suche nach Beschäftigten, die er für seine Zeitung porträtieren könne.

Ahmet Aktürk war offenbar immer noch krank oder jedenfalls nicht auffindbar. Jeden Tag tauchte Florin Schaffhausen auf und fragte nach ihm. Und jeden Tag folgte Schaffhausen Brandt in dessen Büro, wo er nach drei Minuten mit einem gewissen Grinsen wieder auftauchte, Brandt hinterher, bleich wie der Tod, mit grimmig verzogener Miene.

Doch Schaffhausen, der Eli ausdauernd an ihre Verabredung am Freitagabend erinnerte, hatte noch andere Interessen in der Seminargruppe.

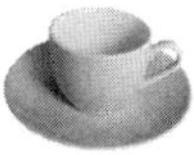

Melanie saß zu Hause in ihrer kleinen Küche und schluchzte. Sie betrachtete die Pillen, die vor ihr auf dem Tisch lagen. Würden sie reichen? Würde sie es tun? Sie konnte fühlen, wie die Depression sie ganz einhüllte, wie ihre Persönlichkeit davonschwamm, zu den Rändern hin ausfranste, wie sie innerlich ausblutete. Florin, das Schwein. Sie verging vor Scham, konnte nicht mehr. Wollte nicht mehr. Nahm die Pillen in die Hand, wog sie nachdenklich. Legte sie wieder zurück in die Schachtel, packte die Schachtel in ihre Tasche.

Nein. Sie würde erst noch einmal mit ihm reden. Es konnte doch nicht sein, dass er so herzlos war.

Später, am Donnerstagmorgen, erschien Melanie schluchzend und verstört in der Raucherecke, in der Eli wie immer Kette rauchte.

»Ich weiß nicht mehr weiter«, heulte sie. »Florin ist so gemein und hat mich voll in der Hand, ach, ich wünschte, ich wäre tot, ehrlich.«

Eli konnte sich keinen Reim darauf machen. »Kann ich dir irgendwie helfen?«, fragte sie vorsichtig, doch Melanie winkte ab, rauchte zitternd ihre Zigarette und ging hinein.

Wenig später sah Eli Melanie mit Florin reden. Beziehungsweise Schaffhausen redete und fixierte die Kollegin dabei wie eine Python ihr Opfer. Die beiden standen in einer ruhigen Ecke des Geländes, Melanie war dicht an die Wand gepresst und versuchte anscheinend, mit dieser zu verschmelzen, Schaffhausen stand breitbeinig vor ihr und hatte eine Hand neben ihr Gesicht auf das Mauerwerk gelegt. Was die beiden sagten, konnte Eli nicht verstehen, doch nun ballte Schaffhausen eine Faust und schlug damit dicht neben Melanies Gesicht gegen die Mauer. Melanie zuckte zusammen. In ihren Augen standen wieder Tränen. Eli hatte genug gesehen.

»He, Florin«, rief sie und baute sich an Melanies Seite mit verschränkten Armen vor ihm auf, »ich glaube, Melanie hat gar keinen Bock auf diese Unterhaltung. Und ich auch nicht. Wenn das die Art ist, wie du mit Frauen umspringst, sehe ich keine große Zukunft für unser Date morgen Abend. Das lassen wir also lieber. Melanie, wir beide müssen rein, ist noch einiges zu tun.«

Die Kollegin schniefte, löste sich aber von der Wand, während Florin sich nun Eli vornahm: »He, Babe, misch dich mal nicht in Sachen ein, von denen du keine Ahnung hast. Das hier ist privat. Im

Übrigen mögen es manche Damen, wenn sie ein bisschen härter angefasst werden, hat sich vielleicht auch schon zu dir rumgesprochen, sonst wärst du doch nicht so scharf auf eine Verabredung mit Onkel Florin gewesen, nicht?« Er wedelte mit der Hand vor den Gesichtern der beiden Frauen herum. »Und nun husch, husch ins Körbchen, an die Arbeit, schön das Schürzchen zurechtrücken. Denk dran, was ich dir gesagt hab, Mel.«

Er sah Melanie eindringlich in die Augen, fuhr sich mit beiden Händen durch die Haare, rückte seine Jacke zurecht und wandte sich nochmals an Eli: »Und du, hübsche kühle Blonde, du willst mich also jetzt ein wenig zappeln lassen, was? Aber so ein Fisch wie ich, der hängt nicht lang am Haken, denk dran. Adios, man sieht sich, Ladys.« Damit deutete er eine imaginäre Verbeugung an und verzog sich.

Melanie fiepste kläglich. Eli umarmte sie und versprach, nachher in aller Gründlichkeit eine mit ihr zu rauchen. »Vielleicht können wir auch was trinken gehen? Bitte, du musst mir mal erklären, was du da mit Schaffhausen hast.«

Melanies schmale Schultern zuckten vom Weinen, sie seufzte und murmelte etwas, das Eli nicht verstand. Sie verschob es auf den Feierabend. Dann würde sie herausfinden, was Melanie so bedrückte. Sie beglückwünschte sich dazu, das Date mit Schaffhausen abgesagt zu haben, Dreitagebart hin oder her. Manche Fehler sind und bleiben Fehler, dachte Eli grimmig und erinnerte sich daran, in welch seltsamen Betten sie schon aufgewacht war und nicht gewusst hatte, wie sie das Frühstück überstehen sollte.

Der Typ war ihr nicht geheuer. Seine seltsamen Gespräche mit Brandt, die Unverschämtheiten ihm gegenüber – wann immer Eli investigationstechnisch gelauscht hatte, war es offenbar um Geld gegangen, dazu hatte sie einmal deutlich Deborah Samtlebens Namen verstanden. Dazu Schaffhausens Auftritt im Schlachtkeller und nun die Szene mit Melanie – nein. Sie hoffte allerdings, dass sie der

Versuchung würde standhalten können – sie konnte so wenig einer Verlockung widerstehen wie ein Kind einer Tafel Schokolade. Eli setzte grundsätzlich auf den kurzfristigen Vorteil statt auf den langfristigen Gewinn. Sie kreuzte die Finger. Nichts gegen böse Buben mit böser Vergangenheit, aber – nein.

Zurück in der Küche tadelte Brandt ungewohnt scharf Elis Aufmachung, die sie gewohnt kreativ den Umständen angepasst hatte. »Ein Haarnetz, Frau Sudfeldt, ist in der Küche unabdingbar, ich dachte, ich hätte mich da klar ausgedrückt. Ihr Häubchen sieht mehr aus wie eine Zierde, das tragen Sie bitte draußen.« Er habe auch gesehen, fügte er hinzu, dass Eli bei einigen Gerichten in eigener Regie die Deko verändert habe. Beispielsweise habe sie auf den Kirschtörtchen kleine Sahnerosetten angebracht mit einem Minzeblatt obendrauf. Das habe zwar hübsch ausgesehen, doch habe sie sich diesbezüglich mit ihm abzusprechen, er versuche nämlich, einen gewissen Wiedererkennungswert der Produkte aufzubauen. Also bitte schön, danke sehr, an die Arbeit.

Ganz schön gereizt, der Brandt, dachte Eli verwundert, aber natürlich war auch einiges zu tun. Der Rest des Tages verging in emsiger Beschäftigung, nur unterbrochen von der Mittagspause, bis schließlich Brandt die letzten Aufgaben verteilte und Eli bat, mit ihm die Abschlussarbeiten zu kontrollieren: War alles gespült? Das Sieb der Spülmaschine gereinigt? Die Lebensmittel weggeräumt? Tische gerade gerückt und abgewischt, Flächen und Boden gewischt, Blumen gegossen? Die Fenster und Türen geschlossen, die Alarmanlage an?

Auf dem Weg in die Umkleide fragte Eli Melanie wieder, ob sie mit ihr auf einen Kaffee gehe, doch die wehrte ab, sie habe keine Zeit. Dafür eilte sie ausgerechnet auf Schaffhausen zu, der nun, einmal mehr, um die Ecke bog. Doch der beachtete Melanie gar nicht. Er war vielmehr hinter Brandt her, der sich gerade auf den Weg zur Bahn machte. Melanie stand eine kleine Weile betreten herum und schlug dann ebenfalls langsam den Weg zur Bahn ein. In ihrem Windschatten ging ein bulliger Kerl mit unvorteilhafter Brille, der keine Sekunde stillhalten konnte und sich dauernd nervös nach allen Seiten umsah.

Felix Mayer war ein Glückskind. Das sah man schon an seinem Namen: Felix, der Glückliche. Er war an einem Sonntag geboren, hatte eine nette Frau, zwei Kinder, eine schöne Wohnung und pfiff bei der Arbeit vor sich hin. Er mochte seinen Job, hatte immer Lokführer werden wollen, seit ihm sein Vater an Weihnachten die elektrische Eisenbahn hingestellt hatte und sie zu zweit damit gespielt hatten, nur er und sein Paps. Er stand gern im Führerhäuschen, brauste mit seiner Bahn durch die Gegend, brachte die Leute, wohin sie wollten. Der Job war krisensicher, sie kamen über die Runden, seine Familie und er.

Und deswegen hatte er es auch so gut weggesteckt, damals, diese scheußliche Sache. Manchen passierte es nie, die hatten Glück. Andere hatten Pech, denen schmiss sich drei-, viermal in ihrem Berufsleben jemand vor den Zug. Wobei es statistisch gesehen nur alle zwanzig Jahre vorkam, das machte zweimal in 45 Jahren. Siebenhundert Fälle im Jahr. Siebenhundert Menschen, die keinen anderen Ausweg mehr sahen. Und auf Nummer sicher gehen wollten.

Scheiß auf die Statistik, dachte er. Ein Fall war schon zu viel. Für die arme Sau, die man nachher auf den Schienen zusammensuchen konnte, und für alle, die es miterleben mussten. Doch er hatte robuste Nerven – Felix, der Glückliche –, und er war damit fertiggeworden.

Nur nachts, manchmal, in einem Albtraum, da sah er die Gestalt vor sich, da dehnte sich die Zeit: Eine Frau war es gewesen, lange Haare, er hatte sie ganz gut sehen können. Das heißt: Erst hatte er gar nichts gesehen, und dann stand sie plötzlich da, auf den Schienen, irgendwie zusammengeduckt und reglos wie ein Kaninchen, wenn der Fuchs kommt. Geh da weg, hatte er gedacht, geh da ganz schnell weg, bitte, bitte, bitte. Und dann war er in die Eisen gegangen. Natürlich war das zu spät gewesen.

Nachts fuhr er immer noch auf sie zu, der Weg dehnte sich und dehnte sich, die Zeit stand still, er sah die Frau bis in alle Ewigkeit und dachte: Geh doch da weg, bitte, bitte, geh da weg! Doch das tat sie nie.

Ein Arbeitskollege war nach einem solchen Ereignis in Rente gegangen. Trotz allem, was die Bahn tat in diesen Fällen: Notfallmanager, Erste-Hilfe-Psychologen, Wiedereingliederung, gegebenenfalls Wechsel in eine andere Tätigkeit im Konzern. Doch der Mann war fertig gewesen, konnte nicht mehr schlafen, nicht mehr Auto fahren, hatte bei allem Angst, selbst wenn er mit dem Fahrrad unterwegs war.

Ihm, Felix, dem Glücklichen, würde das nicht passieren. Er mochte seinen Job, wollte ihn behalten. Deswegen passte er auf. Immer. Fuhr vorsichtig, besonders hier, an der »Selbstmörderstelle« bei der Behindertenwerkstatt. Ließ immer dreimal das Signal klingen, hielt Ausschau nach Leuten, die sich Richtung Gleise bewegten.

Doch das Bündel, das dalag, auf den Gleisen in der Dunkelheit, das erkannte er nicht. Und als er es erkannte, war es zu spät.

Freitag

Der Freitag begann ebenso geschäftig, wie der Donnerstag aufgehört hatte. Die Journalisten waren noch im Haus, die Image-Kampagne fand heute ihren Abschluss. Ein kleines Büfett wurde aufgebaut, schwedische Zimtbrötchen wurden gebacken, Sektflöten poliert, ebenso das Besteck. Ahmet Aktürk erschien nicht zur Arbeit, und auch Schaffhausen ließ sich nicht blicken, was ungewöhnlich war.

»Florin kommt heute nicht«, stellte Felix Krautmann schließlich fest, als die Rede auf den Werkstatt-Romeo gekommen war, und alle nickten. Melanie saß stumpf und blass am Tisch und schnitt unkonzentriert Weintrauben. Sie sah elend aus, mit strähnigen Haaren und einem leeren Ausdruck im Gesicht. Bei Felix' Bemerkung zuckten ihre Lippen, und sie fuhr sich rasch durch die Haare. Ob sie froh war, dass Florin heute nicht erschien? War sie erleichtert, dass sie einen Tag Ruhe vor ihm hatte? Eli fragte sich einmal mehr, in welchem Verhältnis die beiden zueinander standen.

Nachmittags gegen halb drei, sie saßen gerade noch in der Küche bei der Kaffeepause, trat der Gruppenleiter zu ihnen. Er habe etwas mitzuteilen, etwas sehr Ernstes.

»Also, ich sage es Ihnen am besten ganz direkt: Wir haben leider wieder einen Todesfall. Herr Schaffhausen ist ums Leben gekommen. Es ist wohl gestern passiert, auf den Gleisen, es gab einen Unfall mit der Bahn, möglicherweise war es aber auch ein ... Sie wissen schon.« Er ließ eine Gedankenpause. Die Gruppe saß erstarrt. Man wisse noch nichts Genaues, fuhr er fort. Er wisse, wie ihnen das Thema Suizid naheging, alle seien in Gedanken noch bei der armen Frau Samtleben. Aber man müsse nicht immer vom Schlimmsten ausgehen, die Polizei untersuche die Sache noch. Es sei bestimmt ein Unfall gewesen. Sie würden nun eine Weile still zusammensitzen, sie könnten sich gerne die Zeit nehmen, die sie eben brauchten, er kümmere sich draußen um alles, sie sollten langsam machen, so etwas müsse man verarbeiten. Brandt sagte dies sehr ruhig und gefasst, schien sich aber zusammennehmen zu müssen. Er war schon den ganzen Tag nicht bei der Sache gewesen, wirkte unkonzentriert und bei Weitem nicht so entspannt wie an Elis erstem Tag in der Seminarabteilung.

Der kleine Trupp saß nach Brandts Rede erschüttert am Küchentisch. Erst Deborah und nun ...

»Er hat sich bestimmt nicht umgebracht, der nicht.« Gertrud war bleich und rührte langsam in ihrem Kaffee. »Das war ein Unfall. Trotzdem, wir haben ihn alle gekannt, er war so oft hier ...« Melanie legte die Arme auf den Tisch und begann zu weinen.

Melissa war gefasster. »Es ist schlimm, aber wir haben trotzdem viel zu tun.« Dann begann sie schon wieder die Leute einzuteilen: »Felix, kannst du nachher die Wäsche abräumen und sortieren? Und du, Oliver, kannst du bei dem Büfett aufpassen und nachlegen?«

Die Kollegen ließen ihr das durchgehen, noch immer betroffen um den Tisch versammelt. Felix murmelte: »Hab ich doch gesagt, der Florin kommt heute nicht. Gestern –«

»Jahaa, hast du gesagt«, unterbrach ihn Melissa, die schon geschäftig dabei war, die Kaffeetassen einzusammeln, und offensichtlich keine Lust auf eine von Felix' langen Erzählungen hatte, in denen er das Tun all seiner Kollegen ausbreitete. »Haben wir gehört. Aber jetzt die Wäsche, bitte, die machst du doch gerne.«

Felix strahlte und trollte sich in den Nebenraum. In der Tat freute er sich schon darauf, die Tischtücher und Servietten sehr sorgfältig auf Kante zu legen.

Melanie sprang auf, verschwand und kam den ganzen Tag nicht wieder.

Später in der Raucherpause traf Eli auf Regener. Mittlerweile, das hatte sie im Vorbeigehen gesehen, gab es bereits ein Foto des Verstorbenen auf dem dafür vorgesehenen Tisch. Wie machen die das so schnell?, fragte Eli sich. Hatten die ein Foto parat, extra für diese Gelegenheit, und, zack, war man Geschichte? Eli hatte es gegruselt. Sie hatte Florin Schaffhausen nicht lange gekannt, aber er war nicht zu übersehen gewesen, eine starke Präsenz. Und nun war er tot.

Sie erzählte Martin Regener davon. Erwähnte auch Deborahs Selbstmord und wie sehr sie alle noch davon betroffen waren.

Martin sah sie sanftmütig an. »Und du, Eli? Er ... er hat doch was versucht bei dir, nicht? Bist du traurig seinetwegen?«

Oh, Martin. So lieb. So mitfühlend. Stand aber manchmal ganz schön auf der Leitung.

Sie war nicht traurig wegen Schaffhausen. Den hatte sie kaum gekannt, sich nur flüchtig für ihn interessiert, ihn gar nicht richtig gemocht. Wie er Melanie bedrängt hatte ... nein, sie war nicht seinetwegen traurig.

Sie war traurig wegen Regener. Diese Liebe zwischen ihr und ihm ... Eli war so wahnsinnig unglücklich, dass sie beide kein Paar mehr waren. Sie hatte sich so fest auf ihn verlassen, war überzeugt gewesen, dass ihre Romanze bis in alle Ewigkeit gehalten hätte, hatte sich mit ihm alt werden sehen. Nach der Trennung hatte es sie angekotzt, wieder allein zu sein, ein Single in der Stadt.

Sie hätte heulen können, sie *hatte* geheult bei dem Gedanken, wieder von vorn anfangen zu müssen, bei dem nächsten Mann – sollte es einen geben – wieder alles von vorn auspacken zu müssen, das Anflirten, den Small Talk, die Bekenntnisse, die ganze Lebens- und Leidensgeschichte.

Das Intimwerden mit einer Person, das Vertrautwerden, das *Erkennen*, war ein so schöner, kuscheliger, manchmal auch anstrengender Weg, all die Orte, die man gemeinsam besucht hatte und die nun für immer verknüpft waren mit dem anderen, all die seligen Momente, die einem für immer vor Augen standen.

Und dann: Tschüss, das war's, der Nächste bitte. Eli hatte es einfach nicht fassen können. Ihr Herz war gebrochen. Eine alte Floskel, aber genauso hatte es sich angefühlt.

Dass Martin überhaupt dachte, sie wolle schon wieder einen anderen ... oder hatte etwa er jemanden? Gab es in seinem Leben wieder eine Frau? Oh Gott. Sie konnte das kaum aushalten, konnte Regener kaum in die Augen sehen. Wenn das so war – war es so? –, sollte sie da mit ihrem Werkstatt-Lover nicht etwas übertreiben?

Sie fummelte an ihrem Häubchen herum und steckte sich noch eine Kippe an. »Er ... ja ... wir waren eigentlich verabredet. Heute Abend. Er wollte mich ausführen, ein teures Restaurant, hat er gesagt.«

Aber da sie Eli war, Eli-ohne-Pokerface, Eli, der man ihre Gefühle immer am Gesicht ablesen konnte, die Frau, die stets ehrlich war, fügte sie hinzu: »Ich habe ihm abgesagt. Hab's mir anders überlegt. Er war zu ... ich weiß nicht ... zu kaputt. Nein, ich bin nicht traurig, ich kannte ihn ja kaum. Das kommt nur so plötzlich. Jemand ist da, und puff, ist er tot. Weg, für immer. Das ist seltsam.«

»Aber er ... war er labil? Dass du ihm abgesagt hast, hat ihn das umgehauen?«

Eli sah Martin mit großen Augen an. So hatte sie das noch gar nicht gesehen. Hatte Florin sich wirklich deswegen umgebracht? Wegen etwas so Nebensächlichem wie einer geplatzten Verabredung? Nein. Der Typ war er nicht. Oder? Nein, es war bestimmt ein Unfall gewesen.

»Ich glaube nicht. Nein, ich schätze, er war ... großkotzig. Zynisch, abgewichst. Ziemlich ego. Dachte bestimmt, er kriegt mich noch rum. Kein Typ, der sich das Leben nimmt, würde ich sagen. Aber wer weiß, dies ist immer noch eine Werkstatt für psychisch Kranke, und die sind nun mal labil.« Sie machte eine Pause und zog heftig an ihrer Kippe. Ohne dass sie es wollte, fing sie plötzlich an zu weinen. Wegen Martin, wegen Florin, wegen sich selbst. *Sie* gehörte zu den psychisch labilen Kranken, dachte Eli. Und diesen Gedanken hatte sie, die muntere, selbstsichere, patente Person, bisher noch nie im Hirn gehabt.

Martin zog sie einen Moment an sich, und Eli gestattete sich kurz den Luxus, sich bei ihm anlehnen zu können. Für einen Moment standen sie so. Martin hätte sie in diesem Augenblick gern noch fester gehalten, sie vor der Welt beschützt. Dann machte sie sich los, räusperte sich die Tränen weg und sagte sachlich: »Kannst du mir einen Gefallen tun? Deine Beziehungen spielen lassen und rauskriegen, was passiert ist? Wie er zu Tode gekommen ist? Ich weiß nicht, diese ganze Sache riecht seltsam.«

Da war sie wieder, diese gewisse Vertrautheit zwischen ihr und Regener, so wie damals in der Klinik, als sie zusammen Pläne geschmiedet hatten, wie man den geheimnisvollen Todesfällen auf die Spur kommen könnte. Einmal ins Reden gekommen, erzählte sie ihm davon, wie Schaffhausen Melanie bearbeitet hatte und welch merkwürdige Dialoge zwischen ihm und Brandt zu hören gewesen waren. »Es klang bedrohlich, Martin. Ich sage dir, da war was nicht koscher.«

Martin sah zu Boden und scharrte ein bisschen mit den Füßen im Gras. Natürlich konnte er sich umhören, er hatte seine Verbindungen. Aber was hatte Eli vor? Was bezweckte sie damit? Wollte sie wieder eine Mordermittlung aus der Sache machen, an alte Zeiten anknüpfen, ihn daran erinnern, sie beide als Ermittler? Oder hatte sie den richtigen Riecher? Damals in der Psychiatrie, als sie die illegalen Medikamententests aufgeklärt hatten, war sie fix gewesen, sehr helle, ihm immer einen halben Schritt voraus. Was war an der Sache dran? Er selbst ging davon aus, dass der Mann sich das Leben genommen hatte. Ein Unfall auf den Gleisen – wie konnte das sein? Oder war er betrunken gewesen, unglücklich gestolpert, hatte sich den Kopf angeschlagen? Nun, er würde einmal nachfragen. Das konnte er für Eli tun, ihr ein kleines Abenteuer schenken. Sich selbst natürlich auch. Komisch, wo Eli war, waren Abenteuer – sie hatte diese Gabe, den Alltag in etwas Besonderes zu verwandeln. Wäre aber sicher schnell genug vorbei. Sobald die Autopsie einen natürlichen Tod ergab, wovon er fest ausging. Er lächelte Eli an: »Klar, ich kümmere mich drum. Wird nicht lange dauern.«

Eli lächelte zurück, mit ihrem unglaublich charmanten sommersprossigen Eli-Sudfeldt-Lächeln, das ihr ganzes Gesicht verwandelte, strahlen ließ und sie so unwahrscheinlich liebenswert machte. Er konnte nicht anders, als in ihre blonden Locken zu greifen und ihr Haar zu verwuscheln. Es war eine ... brüderliche Geste gewesen, redete er sich sofort ein, doch Eli zuckte zurück, ließ die Kippe fallen und sauste wie der Blitz ins Haus.

Montag

Eli kehrte in die Werkstatt zurück, nachdem sie fast das ganze Wochenende rauchend im Bett gelegen hatte. Das Wetter hatte mitgespielt, es hatte fast die ganze Zeit geregnet, sie hatte nicht einmal eine Ausrede vor sich selbst gebraucht. Natürlich war sie am Sonntagmittag zu ihrer Mutter gefahren – diesbezüglich gab es kein Pardon, der Sonntag war heilig, es wurde zusammen gegessen. Doch davon abgesehen war sie frei wie ein Vogel gewesen. Und ebenso allein. Sehr allein.

Sie hatte viel an Regener gedacht, wie er sie angelächelt, ihr ins Haar gegriffen hatte. Sie wollte in sich keine Hoffnung aufsteigen lassen, zu grausam wäre es gewesen, wenn sie enttäuscht würde, doch ... sie würde ihn wiedersehen, nicht? Die Image-Kampagne, deretwegen man die Journalisten eingeladen hatte, war nun vorbei, aber Regener hatte erzählt, dass er noch etwas länger in der Werkstatt sein würde, er wollte einen Beschäftigten, Felix Krautmann, porträtieren, jemanden, der langfristig dort war. Er würde also dort sein. Wenn nicht – er hatte versprochen, sich in der Schaffhausen-Angelegenheit umzuhören, richtig? Sie würde Kontakt zu ihm haben, so oder so. Hm. Wollte sie ihn zurück? Er zog sie an, natürlich, noch immer, doch andererseits hatte er ihr eine Wunde geschlagen, eine tiefe Wunde. Sie musste auf sich aufpassen, ihr Herz fest in beiden Händen halten.

Sie hatte sich fast darauf gefreut, zur Arbeit zu gehen. Es war lange her, dass Freude in ihr aufgestiegen war, und allein darüber hatte sie sich gefreut. Sie hatte sich sorgfältig – was bei Eli hieß: extravagant – angezogen und sich geschminkt.

Nun war sie hier, das schwarze Schiffchen wagemutig in die Locken gedrückt, aufgeregt. Von Regener keine Spur. Dafür saß ein neuer Kollege mit am Tisch: der lang vermisste Ahmet Aktürk. War das nicht ebenjene nervöse Type, die am Donnerstagnachmittag hinter Melanie zur Bahn gegangen war?, fragte Eli sich.

Er zappelte mit den Beinen, mit dem ganzen pummeligen Körper, stellte sich in Windeseile vor und erzählte Eli alles von sich: Er habe eine Psychose gehabt, »wegen Drogen«, das sei nun vorbei, er sei seit zwei Jahren hier, habe zuerst in der Kantine angefangen – immer dieses »Scheißspülen« –, sei nun auf dem Wege der Besserung, wolle bald zurück auf den ersten Arbeitsmarkt, sei noch jung, keine dreißig, und wolle bestimmt nicht sein Leben hier verbringen, »unter all den Spackos, nichts für ungut«, aber es sei ein Schock für ihn gewesen, in einer Behindertenwerkstatt gelandet zu sein.

Schlimm, das mit Schaffhausen. Auch das mit Deborah. Wobei das mit Deborah schlimmer war, die konnte nichts dafür. Schaffhausen war schließlich ... Hier war Ahmet verstummt und hatte auch auf Nachfragen nichts mehr gesagt, außer dass es wohl schlimm sei, wenn ein so junger Kerl sterbe. Allerdings hatte er dabei gar nicht betrübt ausgesehen, eher so, als sei nun etwas ... abgehakt.

Das ist also Ahmet, dachte Eli, der lang Vermisste. War nun wieder hier. Und Florin nicht. Florin war tot. Was Ahmet Aktürk offensichtlich nicht besonders traurig stimmte.

Melanie, die sich an der Spülmaschine zu schaffen machte, war wortwörtlich ein Schatten ihrer selbst. Zitternd, bleich, so fahrig wie nie zuvor. Die Spülmaschine war ein guter Platz, wenn man seine Ruhe haben wollte: Man konzentrierte sich aufs Ein- und Ausräumen, hatte seine Gedanken für sich, wurde geistig nicht beansprucht. Doch selbst dieser Platz schien Melanie heute zu überfordern. Eli nahm sich vor, heute ausführlich mit ihr rauchen zu gehen. Eine halbe Stunde später war es so weit, sie konnten Pause machen, doch Melanie winkte ab. Sie wolle allein sein. Als Eli wenig später in den Raum zurückkam, schluchzte Melanie, als stünde ihr Ende unmittelbar bevor, alle Schleusen waren geöffnet.

»Hey, hey«, machte Eli und zog die Kollegin an sich, »sch-sch, sch-sch ... bin ja bei dir.« Sie murmelte Beruhigendes, streichelte ihr über den Rücken und drückte sie fest an sich. Sie konnte spüren, wie Melanie vibrierte, so als jage ihr etwas Angstschauder durch den Leib. Als das Schluchzen etwas nachließ, zog Eli zwei Kippen aus der Tasche und hielt sie Melanie vor die Nase. »Weißt du was? Wir machen einfach noch mal Pause!«

In der Raucherecke fing Melanie wieder an zu weinen. »Der Florin«, das brachte sie schließlich heraus, »der ist tot.«

»Ja« Eli sah sie aufmerksam an »und ... ähm ... wie findest du das? Letztens sah es so aus, als wäre er dir fast an die Gurgel gegangen ...«

»Na und?« Melanie sprang auf und wurde knallrot. »Aber ich bin nicht schuld, dass er tot ist! Ich hab nichts gemacht!«

Eli war erstaunt. »Das sagt doch auch keiner. Keiner macht dir einen Vorwurf. Es war ein Unfall. Oder so.«

Melanie fing wieder an zu weinen. »Ja, ein Unfall«, schluchzte sie. Dann: »Letztens, der Florin ... der wollte Geld wiederhaben. Ich ... hab mir was von ihm geliehen und ... das wollte er wiederhaben ...« Sie putzte sich die Nase, richtete sich auf und sagte: »Übrigens, der Ahmet, der schuldete dem Florin auch noch Geld. Eine ganze Menge. Der Florin ... hat dem was verkauft.«

»Was?«, fragte Eli. »Was kann er ihm denn verkauft haben?«

»Wenn du es genau wissen willst«, sagte Melanie und sah noch eine Spur trauriger aus, »der Florin hat dem Drogen verkauft. Von wegen Ahmet ist auf dem Weg der Besserung. Und der Florin war ein Dealer. Ein ganz gemeiner Dealer. So.« Sie trocknete sich das Gesicht und schnippte ihre Zigarette weg. »Wollen wir wieder hineingehen?«

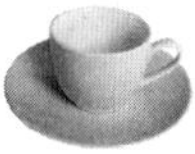

Eine Zeit lang arbeiteten sie alle schweigend. Die Stimmung war gedrückt. Ahmet schien allerdings aufgekratzt und versuchte immer wieder, »Leben hier reinzubringen«, wie er es nannte. Breit erzählte er von seinem Betreuer, der »voll der Öko« war und einen knallbunt gefärbten Bart habe, »eh, wenn der mich besucht, voll peinlich, alle meine Kumpels haben sich totgelacht!«

Eli kicherte, als sie sich die Szene lebhaft vorstellte, doch sonst ging kaum jemand auf ihn ein, alle waren mit ihren Gedanken woanders. Felix hatte sogar Ohrschützer auf den Ohren – bei ihm ein Zeichen dafür, dass er überfordert war.

Später in der Mittagspause erzählte Andrea Eli davon, dass sie einen Hochschulabschluss und früher einen festen Job bei einer hochkarätigen Werbeagentur gehabt habe. »Aber was will man machen«, sagte sie, »eine Zeit lang konnte ich meine Krankheit noch verheimlichen, ich war echt gut darin. Aber dann bin ich zusammengebrochen. Nichts ging mehr, ich konnte gar nicht mehr aufstehen, Erschöpfungsdepression und Magersucht, das war zu viel. Jetzt sitze ich hier rum. War nicht toll, hier anzufangen. Aber na ja, wie ich immer sage: ›Arbeit stinkt nicht.‹ Ich habe mich eingewöhnt. Aber meinen alten Kollegen erzähle ich doch nichts hiervon.«

Auch sie schien heute deprimiert. Dachte sie an frühere Zeiten, ihr altes Ich? Oder wurde sie von der trübsinnigen Stimmung angesteckt? Brandt war keine Hilfe, war unkonzentriert und nicht bei der Sache. Allmählich fragte Eli sich, worauf sie sich heute Morgen gefreut hatte. Von Regener war immer noch nichts zu sehen, und die schlechte Laune der anderen steckte an.

Sie beschloss, sich einen kleinen Paff zu gönnen. In der Raucherecke stand Odin und fragte: »Wo ist Regener?«

»Keine Ahnung!« Eli steckte sich missmutig eine an und sagte: »Heute jedenfalls nicht hier. Dabei müsste ich ihn mal sprechen.«

»Oh«, sagte Odin interessiert, »wieder mal ein Mord geschehen?«

»Ich weiß es nicht. Regener wollte was für mich rauskriegen. Ich würde ihn anrufen, aber ich hab seine Nummer nicht.« Die hatte sie in einer Nacht voller Trauer und Wut gelöscht und auch alle Andenken verbrannt, die Nachbarn hatten das mitgekriegt, und, na ja, die Polizei war gekommen, auf in die Psychiatrie. Eli seufzte.

»Tja, also ich hab seine Handynummer«, sagte Odin und zog ein zerfleddertes Notizbuch aus der Tasche, »nur so für alle Fälle.«

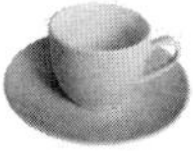

Die drei trafen sich schließlich nach der Arbeit in dem kleinen Café unweit der Werkstatt. Eli, weil sie Regener wiedersehen wollte, Regener, weil er Eli wiedersehen wollte ... wollte er das wirklich? Doch, dachte er. Sie war jedenfalls die ganze Zeit in seinen Gedanken gewesen, saß ihm im Blut. Und Odin, respektive Heiner, weil er momentan nicht viel mit sich anzufangen wusste und ihm jedes Mittel recht war, Zeit totzuschlagen. Regener hatte sich in Sachen Kriminalfall noch nicht umgehört.

»Also, umgebracht hat sich der Schaffhausen niemals«, tat Heiner seinen Standpunkt kund. »Ich hab so viele gesehen, die sich hingemacht haben, aber der nicht, der war nicht der Typ dafür. Hat mit dir geprahlt übrigens, Eli. Dass du dich zierst, solche Weiber ihm aber die liebsten wären und er dich schon noch rumkriegen würde, genau wie alle anderen. Und dann hat er andauernd von seinen Geschäften geredet, dass er noch ganz groß rauskommen würde, einiges am Laufen habe und so. Hat dauernd mit seinem Handy rumgespielt, es sogar abgeknutscht. Dass es ihm ein Vermögen einbringen würde und er es nie aus der Hand geben würde. Und was er alles am Wochenende machen wollte, noch ein super Kraut durchziehen, Party machen und so, weißt schon was, er war super drauf – nee, der hat sich nie und nimmer hingemacht, der nicht.«

»Glaub ich auch nicht«, sagte Eli nachdenklich. »Und wie kann es ein Unfall gewesen sein? Da müsste er schon sehr blöd gestolpert sein, hängen geblieben, mit dem Kopf aufgeschlagen, ziemlich unwahrscheinlich, das alles.«

»Leute«, sagte Regener bedächtig, »ruhig Blut. Ihr wollt einen Mord, nicht? Weil das Detektivspielen so großen Spaß macht, richtig?«

»Nein«, sagte Eli ruhig, »aber ich glaube, hier stimmt tatsächlich was nicht. Ich glaube, einige Leute hatten ganz schön Grund, richtig sauer auf Florin Schaffhausen zu sein.«

Sie erzählte den anderen von Melanie, die von Schaffhausen regelrecht bedroht worden, nur noch ein trübes Abziehbild ihrer selbst gewesen war. Und von Ahmet Aktürk, der dem nunmehr Toten eine Menge Geld geschuldet hatte. Für Drogen. Der erst wieder in der Werkstatt aufgekreuzt war, als Schaffhausen ... aus dem Weg war. »Und dann noch die Frau aus der Verwaltung, mit der er immer so angegeben hat: ›Mein heißer Draht nach oben‹ und so. Gertrud hat gesagt, solche Liebschaften gingen gar nicht. Keine Ahnung, wieso nicht. Und dann ist da noch Brandt«, fuhr sie fort, »da habe ich auch häufig seltsame Gespräche mit angehört. Es ging um Deborah, die Frau, die sich das Leben genommen hat. Florin wusste etwas, was nicht rauskommen durfte. Ich glaube, er hat Brandt erpresst.« Sie bestellte sich einen Milchkaffee und rührte bedächtig Zucker hinein.

Dann kam sie mit ihrer Vermutung heraus: »Ich tippe darauf, dass Brandt mit Deborah eine Affäre hatte. Deborah war jung, hübsch, kokett und ein bisschen träge, ließ sich treiben. Florin hat so Andeutungen gemacht, ihr wisst schon. Und Melissa hat gesagt, sie sei Brandts Liebling gewesen. Es könnte passen. Was sagt ihr dazu?« Sie lehnte sich in den Stuhl zurück und leckte den Löffel ab.

Odin starrte sie mit großen Augen an. »Ein Gruppenleiter und eine von uns? Das ist verboten. Das dürfen die nicht.«

»Ich weiß.« Eli nahm noch einen Löffel Zucker und ließ ihn langsam in den Kaffee rieseln. Sie hatte für vieles Sinn, wie etwa für gut gebaute Autos, Schmuck, philosophische Thesen oder ein Törtchen aus der besten Konditorei der Stadt, nicht aber für Regeln, die sie nicht einzusehen vermochte, wie etwa Beziehungsverbote in psychiatrischen Krankenhäusern oder eben Werkstätten. Sie sah die beiden an und sagte: »Aber seit wann hindert ein Verbot zwei Leute daran, zu tun, was sie eben tun wollen? Im Gegenteil, ein Verbot verschärft doch meistens alles.« Dabei sah sie Regener an. Ob er auch gerade an jene Nacht damals in der psychiatrischen Klinik dachte, als sie zusammen in seinem Zimmer erwischt worden waren?

Doch in seinem Gesicht war nichts zu lesen. Er legte die Fingerspitzen zusammen und sagte: »Soweit ich weiß, ist es so: Festangestellte, also Gruppenleiter, männlich oder weiblich, oder auch Verwaltungsangestellte, dürfen mit den Beschäftigten, also den Behinderten, kein Verhältnis, keine Liebesbeziehung und keinen Sex haben. Dazu müssen sie sich verpflichten. Sonst werden sie entlassen.«

»Hört mal, das ist doch wirklich schwachsinnig!« Eli hätte Regener beinahe den ganzen Kaffee ins Gesicht geprustet. »Warum denn das? Wir sind doch Menschen wie alle anderen auch! Warum sollten die mit uns nichts haben dürfen?«

»Weil ihr«, sagte Regener, »unter besonderem Schutz steht. Viele hier haben vielleicht Missbrauchserfahrung und brauchen eine geschützte Umgebung. Und –«

»Jetzt fängst du auch noch davon an!« Eli sprang auf. Ihr Haar stand in alle Himmelsrichtungen vom Kopf ab und sah aus, als würde es gleich Funken versprühen. »Geschützte Umgebung! Das ist doch lächerlich! Wir werden doch regelrecht degradiert, sind keine vollwertigen Menschen mehr. Mit uns darf man nichts anfangen! Aber ich habe ein Recht auf Liebe und Sex, und zwar mit jedem, den ich will und der mich will. Ich darf lieben, wen ich will! Und Punkt.«

»Ja, aber sieh doch, Eli«, Martin lehnte sich zurück und versuchte es mit seiner ruhigsten Reportertonlage, »du könntest doch auch ausgebeutet werden, du bist hier immerhin in einem geschützten Rahmen und –«

»Du, mein Freund«, schraubte Eli sich in Wut, »warst vor einiger Zeit auch in einem sogenannten geschützten Rahmen und wärst beinahe draufgegangen, wenn wir nicht gewesen wären.«

Hier nickte Odin und warf ein »Walhalla« ein.

»Nein, ich sage es noch mal«, Eli schritt vor ihren Freunden auf und ab und dozierte, Ausrufezeichen hinter jedem Satz: »Wir haben ein Recht auf Sexualität und müssen vor niemandem geschützt werden! Im normalen Arbeitsleben haben auch viele Sex mit ihren Kollegen! Und –«

»Mit ihren Kollegen, ja«, warf Martin ein. »Aber hier geht's um Affären mit den Vorgesetzten! Chefs haben keine Verhältnisse mit ihren Leuten, ist beim Echo genau dasselbe ...«

»Dass ich nicht lache! Genau wie viele Chefs haben was mit ihren Sekretärinnen? Trillionen! Schenken ihnen Pelzmäntel, nehmen sie mit auf Geschäftsreise in teure Hotels, schicken sie shoppen! Und warum soll das dann hier bitte schön anders sein? Vielleicht wollte Deborah nicht nur mit anderen Behinderten Händchen halten, wollte was erleben, und ich sag dir eins: Meinen Segen hat sie! Wir sind wie alle anderen, ganz normale Leute, keine Vollidioten oder Spackos, denen man nix zutraut und die man beschützen muss.

Meiner Meinung nach ist es reiner Hochmut der Angestellten. Wir, die Behinderten, sind denen«, sie dehnte das »denen«, »zu behindert. Mit unsereins darf es so was nicht geben. Das ist ja fast eine Zweiklassengesellschaft: auf der einen Seite die Betreuer, sprich die Gruppenleiter, deutlich zu erkennen an ihren Ansteckschildchen und ihren Extra-Uniformen, und dann wir, die Beschäftigten. Und da soll bitte schön Abstand zwischen sein! Wir essen nicht miteinander, es gibt extra Pausenräume für die Angestellten und für uns, selbst in Traueranzeigen heißt es: unsere ›beschäftigte‹ Mitarbeiterin, nicht einfach ›unsere Kollegin‹. Die reinste Apartheid ist das!« Eli war jetzt richtig sauer, sagte dann aber etwas ruhiger: »Na ja, der Brandt, der isst schon mit uns, verbringt seine Pause mit uns ... wenn die wirklich was miteinander hatten, der Brandt und die Deborah: Was macht das denn bitte? Man kann sich doch freuen, wenn Behinderte sexy sind, Sex haben wollen! Die Leute denken immer, die armen kleinen Behindis würden nur kuscheln, das ist doch Quatsch! Sex und Liebe, das ist Lebenskraft, das macht Spaß, ist ein Gegengift gegen Depression und Wahnsinn. Die Leute hier lechzen doch alle nach einem Partner, in der Klapse doch auch, wer nimmt einen denn mit so einer Krankheit?«

Wow. Das war ein Orkan gewesen. Martin und Odin wurde förmlich der Wind ins Gesicht geblasen. Eli hatte ihren Standpunkt klargemacht. Sie zog so heftig an ihrer Kippe, dass sie sich fast die Finger verbrannte.

Regener rieb sich den Kopf und räusperte sich. »Natürlich seid ihr normale Leute. Aber trotzdem ist es ein Sonderfall. Es ist eben speziell in einer Werkstatt, man weiß nicht so genau, ob die Beschäftigten so richtig wissen, auf was sie sich einlassen. Ob sie die Folgen abschätzen können. Ob sie Nein sagen können, wenn ihnen ein Vorgesetzter Avancen macht. Ich glaube, man will einfach verhindern, dass die Beschäftigten sexuell ausgebeutet werden, wenn sie nicht genau einschätzen können, auf was sie sich da einlassen.«

»Eben«, sagte Eli, »man traut ihnen einfach nichts zu! Man denkt, sie wären geistig nicht auf der Höhe. Und das ist kränkend!«

Voll in Rage, stand sie förmlich in Flammen, war die energiegeladene Person, in die sich Martin verliebt hatte. Seine Eli. Er sah sie einen Moment an und sagte dann versöhnlich: »Pass auf: Ich werde recherchieren, wie das eigentlich juristisch aussieht, da bin ich mir nämlich gar nicht sicher, und sage dir Bescheid. Okay? Auf das Gesetz kann man sich immer verlassen. Frieden?« Er streckte die Hand zum Handschlag aus.

Eli knurrte, schlug aber ein.

»Frieden, von mir aus. Eines noch: Wir sind hier in einer Werkstatt für psychisch Kranke. Die haben einen klaren Verstand, wenn sie nicht gerade Schmetterlinge fangen oder so was. Und die Sozialpädagogen wollen einem sowieso immer einreden, dass an Sex etwas Schlechtes, Falsches, Angstmachendes ist. Und genau das regt mich so auf, dass die nie das Schöne und Freudige am Sex beziehungsweise der Liebe sehen. Vielleicht hat sich Deborah riesig über ihren Freund gefreut, vielleicht ist sie richtig aufgeblüht, vielleicht hätte sie jeden Tag jubeln wollen!«

»Das mag alles sein. Aber was ist mit Brandts Frau, wenn es denn diese Affäre gegeben hat? Findest du es richtig, dass er unter diesen Umständen was mit Deborah angefangen hat?«

Eli schwieg einen Moment.

»Das ... weiß ich nicht, ich kenne die Umstände nicht.« Sie rührte in ihrem Kaffee und sagte: »Okay, der Punkt geht an dich, die Frau soll sehr nett sein und sie haben ja auch Kinder ... aber, übrigens, um darauf zurückzukommen«, und hier hätte sie beinahe den Kaffee verschüttet, »auf jeden Fall wäre es ein Motiv für eine Erpressung. Soweit ich weiß, sollte er auch befördert werden ... So was wäre ihm voll in die Quere gekommen, also hatte er ein ganz starkes Motiv für ...« Sie machte eine Gedankenpause und schlug dann die

Hand vor den Mund. »Hört mal: Ob eigentlich bei Deborahs Tod alles mit rechten Dingen zugegangen ist?«

Martin Regener saß im Auto, in Gedanken bei Eli. Die ihn immer noch in Bann schlug. Er hatte ganz vergessen, wie mitreißend sie sein konnte, wie leidenschaftlich. Aber ob es hier einen Mord, sogar mehrere Morde gegeben hatte? Entsprang das alles Elis blühender Fantasie, oder lag sie intuitiv richtig? Wollte sie eine Mordermittlung, die Detektivin spielen? Und wenn? Würde er darauf eingehen? Ja, vielleicht. Ja, wahrscheinlich. Er sehnte sich nach ihr, ihren Kapriolen, ihrem mitreißenden Lachen, ihrem Wagemut.

Jedenfalls würde er sich definitiv einmal umhören. Wie Deborah Samtleben und Florin Schaffhausen zu Tode gekommen waren, beispielsweise. Ob sie obduziert worden waren. Suizid oder Mord? Mord? Daran glaubte er nicht. Psychisch Kranke waren nun einmal unberechenbar, sprunghaft, konnten von einem Moment auf den anderen beschließen, dass es ihnen nun reiche, eine Augenblickstat, ein Ich-kann-nicht-mehr. Aber doch, er würde sich umhören. Schon Eli zuliebe. Und wie das eigentlich juristisch aussah bei Affären eines Angestellten mit Beschäftigten – das machte ihn auch persönlich neugierig.

Der Aspekt Sex mit Beschäftigten war für seine Reportage ein interessanter Stichpunkt – kein Thema, auf das man von selbst kam. Eli hatte eine sehr eigene Sichtweise auf die Dinge, vertrat Standpunkte, an die er vorher nicht gedacht hatte. Ihr Dickkopf war eine Sache, stets wollte sie damit durch die Wand, sei sie noch so breit, aber oft genug waren darin interessante Themen zu finden.

Mittwoch

Am Mittwoch kamen die drei wieder zusammen. Odin, Regener und Eli hatten sich für einen Besuch beim Kaiser verabredet, der sich in der Psychiatrie ohne seinen Intimus, den letzten Wikinger, fürchterlich einsam fühlte, dafür aber umso mehr Reden vor Publikum hielt, gerne im Park der Anlage. Allzu oft bestand dieses Publikum aus einigen versprengten Tauben und wenigen Besuchern, die den Kaiser scheel ansahen und weggingen, sobald er zu sprechen anhob.

Die Begrüßungsformalitäten fielen stürmisch aus. Der Kaiser imitierte ein regelrechtes Indianergeheul, umarmte Odin so fest, dass dem die Luft wegblieb, drückte Eli ebenfalls an seine magere Brust und machte auch vor Martin nicht Halt, dem er mannhaft auf den Rücken klopfte, ihn sogleich als den Solventesten in der Runde erkannte und um Kippen anbettelte. Wenig später, als sie sich rauchend auf den Parkbänken verteilt hatten, brummte er missmutig, dass ohne Odin »nichts mehr dasselbe« sei, dass hier in der Ballaburg alles vor die Hunde gehe, er sowieso, und er als Regierungsoberhaupt von Italien dringend einige Amtsgeschäfte zu erledigen habe, aber: »Die lassen mich ja nicht, Eli, ich komme nicht mal an einen Computer dran in der Beschäftigungstherapie, dabei muss ich so viele Briefe schreiben, geht doch alles kaputt, da draußen.«

Die drei bedauerten ihn ausführlich. Martin stellte ihm sogleich sein Smartphone zur Verfügung, damit er sich im Internet Neues aus aller Welt angucken konnte, doch der Kaiser hielt das Handy nur argwöhnisch in den Händen und murmelte dann etwas davon, dass er »auf die ganze Technik heutzutage« nicht mehr so könne.

Um ihn abzulenken, erzählten sie ihm von der Werkstatt und dass es dort zwei Todesfälle gegeben hatte. Der Kaiser war empört. Arme Seelen sollten Ruhe haben, sollten ihren Frieden finden, überhaupt solle jedermann in Ruhe und Frieden leben können. Und in Würde.

Bei diesem Stichwort hob Eli die Brauen, denn kam der Kaiser erst mal auf sein Lieblingsthema – »Das Grundgesetz, Leute! Die Würde des Menschen ist unantastbar!« –, bestand die Gefahr, dass er in einem außerordentlich langen, außerordentlich zusammenhanglosen Vortrag Raum und Zeit vergaß und sie bis morgen früh hier säßen.

Also sagte sie hastig: »Martin hat sich inzwischen bei der Polizei umgehört. Erzähl uns doch mal, was hast du rausgefunden?«

Offenbar hatte Deborah Samtleben tatsächlich Selbstmord begangen. Sie war allerdings obduziert worden, was die Polizei nicht in jedem Suizidfall tat. Obduziert wurde dann, wenn ein Fremdverschulden nicht eindeutig ausgeschlossen werden konnte. Sprich: Wenn jemand vor Zeugen von der Brücke sprang, mit den Worten: »Ade, du schnöde Welt«, und einen Abschiedsbrief hinterließ, in dem er seinen festen Willen bekundete, seinem Leben ein Ende zu setzen, dann legte die Polizei den Fall als geklärt zu den Akten. Anders war das mit der unbekannten Wasserleiche ohne Zeugen und Brief – die wurde obduziert, und man setzte Beamte einer Mordkommission ein.

In Deborahs Fall hatte man keinen Brief gefunden, aber auch keinen Hinweis, dass jemand bei ihr gewesen war, allerdings hatte eine Nachbarin von Männern gesprochen, die sie bei ihr gesehen habe, und meinte, sich erinnern zu können, dass an dem bewussten Abend auch jemand bei ihr gewesen sein könnte. Die umsichtige Polizei ließ also obduzieren. Ergebnis: keine Spuren von Fremdeinwirkung oder Abwehrspuren, wie etwa Hautablagerungen unter den Fingernägeln oder DNA-Abrieb auf der Kleidung. Keine Spur von einer zweiten Person. Die Wohnung war nicht von innen verschlossen gewesen, was den Selbstmord wasserdicht gemacht hätte, aber nur alte Leute, die mit der Zeit ängstlich wurden, schlossen sich ein.

Man hatte zudem festgestellt, dass Deborah schwanger gewesen war. Vielleicht eine ungewollte Schwangerschaft? Ohne Vater, der zu ihr stand?

»Übrigens«, warf Regener an dieser Stelle ein, »ich habe es nachgelesen: Nach Paragraf 174a sind Liebesverhältnisse zwischen Beschäftigten und Angestellten in einer Werkstatt nicht strafbar, es sei denn, die beschäftigte Person wäre geistig behindert. Bei einer psychischen Erkrankung wäre Sex unter Ausnutzung der Krankheit strafbar, das heißt, wenn die Person gerade im Outer Space wäre, darf man auch nichts mit ihr anfangen. Aber ihr seid ja dort arbeitsfähig, also bei Verstand. Hm. Trotzdem, das alles hat ein Geschmäckle, laut einer internen Richtlinie sind solche Beziehungen hier verboten und Brandts Job hätte definitiv auf dem Spiel gestanden. Wenn da was gewesen ist. Wir spekulieren hier ja nur.«

»Aha«, machte Eli befriedigt, »nicht strafbar. Juristisch okeydokey. Die Richtlinie ist Blödsinn.« Martin warf ihr einen schrägen Blick zu und berichtete weiter.

Schlussendlich ging die Polizei von einem Suizid aus, begangen in einem Moment der Verzweiflung, als Deborah die Sorgen über den Kopf gewachsen waren. Und immerhin war Deborah psychisch krank gewesen, was einen Selbstmord grundsätzlich wahrscheinlicher machte.

In Schaffhausens Fall war die Sache ähnlich. Die Stelle, an der Schaffhausen den »Unfall« mit der Bahn gehabt hatte – die Haltestelle, an der die Werkstatt lag –, war der Polizei zwar bekannt. Hier kam es gehäuft zu Selbsttötungen der Beschäftigten, sie war bei Schaffnern gefürchtet, sogar bekannt dafür, dass Zugführer hier die Augen aufhielten. Auch Schaffhausen war wie Deborah eine Diagnose als psychisch Kranker gestellt worden, was auch für ihn das Selbstmordrisiko erhöhte.

Doch auch Schaffhausen hatte man obduziert, weil man ein Fremdverschulden nicht von vornherein grundsätzlich ausschließen konnte – kein Brief, keine Absichtserklärung –, und zwar bereits am Wochenende, da andernfalls keine etwaigen Spuren mehr zu sichern gewesen wären. Das Ergebnis: Schaffhausen hatte tüchtig Drogen im Blut gehabt, etwas Cannabis und vor allem Tavor, ein Beruhigungsmittel, das häufig verschrieben wurde, davon etwa sieben bis acht Milligramm – eine Menge, die allerdings nicht groß genug war, um sich damit das Licht auszublasen. Ein etwaiges Mordmotiv – Streit oder Ähnliches – war nicht bekannt. Also folgerte die Polizei, dass Schaffhausen entweder benommen verunfallt war oder das Beruhigungsmittel genommen hatte, um sich den Suizid zu erleichtern. Bei diesen Leuten sei nun mal leider mit Suiziden zu rechnen, hatte man Martin mitgeteilt, man könne das nicht verhindern. Die Polizei hatte den Fall als ungeklärten Todesfall respektive vermutlichen Suizid abgelegt, den man sich wieder vornahm, falls noch etwas Verdächtiges auftauchen würde, und weiter keine Zeugen vernommen.

»So sieht das alles aus.« Martin beendete seinen Bericht und sah die Gruppe an. »Kein Mord des Weiten und des Breiten.«

»Dann hat er sich also doch umgebracht«, sagte Eli dumpf, »weil ich nicht mit ihm ausgehen wollte.«

Alle guckten sie erstaunt an.

»Quatsch!« Odin fasste sie an der Schulter, drehte sie zu sich und sah sie streng an. »Wie kommst du denn dadrauf? Bist du deprimiert oder so was? Jetzt hör mal zu: Der Schaffhausen hätte sich niemals wegen einer Frau hingemacht, der hat immer angegeben mit seinen Weibergeschichten. Und überhaupt, ich weiß nicht, der war kein Typ für Selbstmord, hab ich schon mal gesagt. Vielleicht ein Unfall. Wobei: Der war doch jung und gesund, wie sollte so ein Unfall geschehen? Vielleicht hat er nicht aufgepasst, wenn er so viel Tavor intus hatte ...?«

»Er kam mir gar nicht vor wie jemand, der Tavor nimmt«, sagte Eli nachdenklich, »er war auch nicht belätschert, als ich ihn zuletzt gesehen habe, am Donnerstagvormittag. Und wieso überhaupt Tavor? So jemand will doch Party machen, der kokst doch oder nimmt, was weiß ich, Ecstasy oder so, der nimmt doch kein Beruhigungsmittel ...«

»Ich hab ihn nachmittags noch gesehen«, sagte Odin, »da lag er hinter dem Geräteschuppen und pennte. Hab noch gedacht, dass ich das komisch finde, es war doch schon ziemlich kalt. Aber ein großer Arbeiter war er nicht, ist abgehauen, wann immer keiner hingeguckt hat, der hat sich immer seine eigenen Regeln gemacht, du weißt ja, wie die hier hinterher sind, dass man arbeitet. Aber da hat er drauf geschissen. War auch dauernd mit seinem Handy dran, mit seinen Geschäften, das Handy war sein ein und alles. ›Das ist mein Leben‹, hat er immer gesagt.«

Sie rätselten noch eine Weile. Martin warf nochmals die Frage auf, von wem Deborah wohl schwanger gewesen war, was beinahe erneut zu einem Streit zwischen ihm und Eli geführt hätte – »Sie hätte geschützt werden müssen« versus »Sie war mündig« –, doch Odin wiegelte das mit Blick auf den Kaiser, der bei einem Streit unter seinen Freunden gerne recht laut wurde – so laut, dass man ihn mit einer Spritze versorgen und aufs Zimmer tragen musste –, schnell ab.

Sie kamen nicht weiter. Jedermann hätte der Vater von Deborahs Baby gewesen sein können – sie wussten nichts über ihr diesbezügliches Vorleben. Für Brandt als Deborahs mögliche Affäre sprach, dass Eli einige Gespräche belauscht und Schaffhausen seltsame Andeutungen gemacht hatte. Und Melissas neidische Behauptung. Trotzdem, es war nur eine vage Möglichkeit, weiter nichts. Sie alle hatten Deborah nicht gekannt – vielleicht hatte sie sich tatsächlich aus Verzweiflung über eine ungewollte Schwangerschaft das Leben genommen?

Doch Schaffhausen hatten sie gekannt. Und niemand traute ihm einen Selbstmord zu, so munter und, tja, geschäftstüchtig, wie er gewesen war. Und ein Unfall? »Er könnte benommen gewesen sein vom Tavor und dann gestolpert sein, auf den Gleisen aufgeschlagen, eine Gehirnerschütterung ...«, schlug Martin vor, der der Einzige unter ihnen ohne eine langjährige Medikamentenexpertise war.

Eli schüttelte den Kopf. »Manche nehmen drei oder fünf Milligramm am Tag und gehen damit noch arbeiten. Und er hat ja auch noch geschlafen mittags, hat Odin gesagt. Nein, wenn ihr mich fragt, stimmt da was nicht. Wir sollten uns mal umhören, wer etwas gesehen haben könnte. Wir brauchen Zeugen.«

Zeugen – das war allerdings schwierig. Florin Schaffhausen musste unter den Letzten gewesen sein, die das Werkstattgelände verlassen hatten, denn sehr bald nach Arbeitsende, wenn die Mitarbeiter ihre Bahn erwischt hatten, war die Haltestelle verwaist. Es war Herbst, schnell dunkel – bis jetzt hatte sich jedenfalls niemand gemeldet, der etwas Auffälliges beobachtet hatte, gleich ob Unfall, Suizid oder ...

»Es war definitiv Mord«, sagte Eli und zog an ihrer Zigarette wie Sherlock Holmes an seiner Pfeife.

Der Kaiser, der sich während der ganzen Diskussionen in innere Betrachtungen zurückgezogen hatte und nur einmal aus seiner

Ruhe aufgeschreckt war – Streit zwischen seinen Freunden –, sagte plötzlich: »Wo ist denn das verdammte Handy von dem Typen?«, und hielt dann noch einen kurzen, jedoch durchaus verständlichen Vortrag über die moderne Technik, vor der man sich zu hüten habe. »Das kommt von den Amis! Oder den Russen! Alle wissen alles! Alle wissen alles für immer!«

Eli starrte ihn verblüfft an. Zwar hatte sie Respekt vor den oft überraschenden Fähigkeiten ihrer psychotischen Freunde, doch bei den vielen Umwegen des zerstreuten Monarchen vergaß auch sie leicht, dass er nicht ganz so jenseits des Irdischen war, wie es manchmal den Anschein hatte.

»Fabiano III.!« Sie sprang hoch und klopfte ihm anerkennend auf die Schulter. »Du bist ein Superheld! Der beste Kaiser aller Zeiten! Das Handy, ja, genau, das brauchen wir. Wir schnappen uns Schaffhausens Handy und schauen einmal nach, welche Geschäfte er genau gemacht hat. Da sind garantiert Fotos drauf und so was. Das ist unsere Spur!«

Und so verblieben sie. Man beauftragte Martin, sich das Handy bei der Polizei einmal anzusehen. Gegebenenfalls mitzubringen. Dann plauderte man noch ein wenig über dies und das, wobei man den Kaiser daran hinderte, auf sein Lieblingsthema einzugehen – Würde und all das.

Odin merkte noch an, man könne doch heutzutage mit DNA-Tests einiges rauskriegen, zum Beispiel, wer Deborah geschwängert habe, doch Martin winkte ab. Ohne weitere Spur sei es aussichtslos, die Polizei zu einem solchen Test zu bewegen. Allerdings gratulierte er Odin zu seinem Weitblick. Der letzte Wikinger war zurzeit erstaunlich gut in Schuss und hatte einiges zu den Ermittlungen beigetragen. Doch nun blickte er sehnsüchtig über den kleinen Park und schien nichts gegen ein bisschen weniger Arbeit und einen längerfristigen Aufenthalt auf einer gemütlichen Station bei seinem Freund, dem Kaiser, zu haben.

Sie trennten sich schließlich unter allgemeinen Respektbekundungen, allerhand Umarmungen und dem Versprechen, bald wiederzukommen.

»Mögen euch Tabak und Pillen nie ausgehen«, sagte der Kaiser würdevoll zum Abschied. Seine Majestät hatte ein sehr entspanntes Verhältnis zu Drogen.

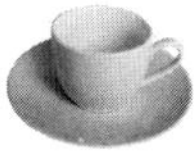

Donnerstag

In der Werkstatt war alles wie immer, außer dass Brandt in sich gekehrt war und nicht bei der Sache schien. Er hatte Eli morgens gemeinsam mit Andrea eine Arbeit zugewiesen, ohne sie groß zu erklären, was er sonst sorgfältig tat und sich auch vergewisserte, dass man verstanden hatte.

Andrea, die sich freute, dass sie selbstständig arbeiten konnte, war das nur recht. Sie fühle sich oft unterfordert, vertraute sie Eli an, und in gewisser Hinsicht nicht ernst genommen. Unlängst habe sie einen Termin bei einer Sozialarbeiterin gehabt, die sie anscheinend in Watte habe packen wollen. Sie habe sie freundlich angesehen und stets lavendelhaft ins Ungewisse gesprochen. Andrea sei sich bei dem Ganzen so vorgekommen, als säße sie in einer Gummizelle und würde dauernd von den watteweichen Wänden abprallen.

Eli lachte und konnte die Sozialarbeiterin förmlich reden hören. Die sei schon nett gewesen, meinte Andrea, aber sie, Andrea, habe studiert, einen fordernden Job gehabt, immer Tacheles geredet, »und da kommt die mir mit meiner inneren Mitte und dem ganzen Blabla. Wenn man erst mal hier gelandet ist«, sagte Andrea, »dann wollen die einen schonen und schonen. Manche verkennen uns aber, sehen uns alle mit denselben Augen, als die ›Behindis‹.« Sie verdrehte die Augen. »Nur solche Gruppenleiter wie der Brandt, die sehen uns. Als eigenständige Personen, nicht als Teil einer Masse. Mensch!«, Andrea bestückte Vasen mit Herbstlaub und fuchtelte im Redeeifer mit dem Küchenmesser vor Eli herum, »Ich hab doch Potenzial! Du hast Potenzial! Viele hier haben Begabungen! Das muss man aus den Leuten rauskitzeln!«

Eli war exakt derselben Meinung. Sie hatte sich inzwischen in der Raucherecke mit etlichen Kameraden angefreundet, auch mit solchen, die sich zutiefst in sich verkrochen hatten, bei einer Kippe aber doch aufgetaut waren und aus ihrem Leben erzählten hatten. Dabei waren oftmals interessante Biografien interessanter Menschen zum Vorschein gekommen, wenngleich voller Brüche und Stürze ins Bodenlose.

Es war wie in einem Brunnen, in den kaum Licht fällt: Die Werkstatt und die Menschen darin wurden von der Öffentlichkeit kaum gesehen, nicht die kleinen, manchmal auch großen Erfolge, nicht die Vorsicht, das Zartgefühl, auch die Güte, die es hier, unter den Außenseitern, oftmals gab, auch die Freude am Arbeiten, der Stolz auf das Geleistete, der Wille, anzupacken. Es lag fernab, niemand da draußen sah es, und es interessierte nicht. In den Augen der Welt waren die Behinderten keine Akteure mehr – sie waren nur noch zu verwalten. Es war schon richtig: Nur die Gruppenleiter erkannten den Charakter ihrer Schäfchen.

Nach der UN-Behindertenrechtskonvention sollten WfbMs am besten gleich ganz abgeschafft werden, die Idealisten, die sich das ausgedacht hatten, fanden sie ausgrenzend. Doch gäbe es dann noch einen Ort für Menschen wie Gertrud, Melissa oder Felix, an dem sie sich sicher fühlten, an dem sie gebraucht wurden, an dem sie etwas Sinnvolles taten? Vor allem: Hatte man *vor* der Konvention diejenigen gefragt, die es anging, nämlich die dort Beschäftigten?

Vermutlich nicht. Die Beschäftigten fühlten sich mehrheitlich wohl hier, fürchteten sich auch vor der rauen Wirklichkeit draußen. Hätte man sie gefragt, hätten sie gesagt: Mehr Lohn, ansonsten alles paletti.

Anerkennend dachte Eli an Frau Cestrò, die sich gegen die allgemeine Fürsorgerattitude – ›Bloß keine Aufregung und nur ja schonen, lieber Klient‹ – angenehm abgehoben hatte und bei der sie bald einen Termin hatte. Sie würde gewiss hören wollen, wie es mit dem Praktikum bei einer Zeitung stand. Ein Bewerbungsschreiben würde sie auch sehen wollen. Bei Frau Cestrò konnte von Schonung keine Rede sein.

Vielleicht konnte Martin ihr bei dem Schreiben helfen? Eli würde ihn fragen, beschloss sie. Einen Kaffee mit ihm trinken. Es kitzelte sie im Magen, wenn sie daran dachte. Freute sie ungemein. Sie hoffte. Doch, sie hoffte auf ... was? Er hatte sie rausgeschmissen, nicht? Hatte seine Ruhe haben wollen. Und sie, sie war nun mal, wie sie war. Würde sich nicht ändern. Er hatte sie chaotisch gefunden, exaltiert, laut. Dabei war sie momentan ruhig wie ein Grab, der elenden Depression sei Dank. Nun ja, man würde sehen. Einstweilen ... ja, sie freute sich. Trotz Depression. Welche Depression überhaupt? Hatte sie die noch?

Melanie, blasser und noch verhuschter als sonst, war mit einem Tablett voll Geschirr in die Küche gekommen, über etwas Imaginäres am Boden gestolpert und hatte die Hälfte fallen gelassen. Unter Tränen versuchte sie nun, die Scherben wegzuräumen.

»Lass mich dir helfen«, sagte Eli, sammelte das Geschirr auf und bugsierte Melanie auf einen Stuhl im Nebenraum. Sie holte ein Glas Wasser, zog sich ebenfalls einen Stuhl heran und wartete, bis Melanie sich ein bisschen erholt hatte. Als Melanie sich schließlich die Nase putzte, fragte Eli: »Ist es wegen Florin? Bist du ... äh ... durcheinander seinetwegen?«

Daraufhin begann Melanie wieder zu weinen. Zwischen

Schluchzern brachte sie heraus, dass sie »dem nix gemacht« und »nix getan« habe.

»Ja«, sagte Eli zögernd, »warum solltest du auch? Hat er *dir* was getan?«

Melanie schluchzte heftiger und war kaum imstande zu reden. »Der Florin«, brachte sie schließlich heraus, »der war manchmal gemein. Der hat Leute erpresst.«

»Erpresst? Womit? Hat er dich auch erpresst?«

Melanie gab keine Antwort und weinte haltlos. Doch mehr sagte sie nicht. Sie putzte sich die Nase, trocknete sich das Gesicht ab, seufzte tief und ging in die Küche zurück.

Eli sah ihr nach. Was meinte Melanie damit, dass sie »dem Florin nichts getan« habe?

In der Küche kümmerte sich Ahmet rührend um Melanie, die kopflos wie ein Huhn hier eine Arbeit anfing und dort eine liegen ließ. In der Seminarabteilung erwartete man eine Delegation von Führungskräften anderer Werkstätten, die sich zum gemeinsamen Austausch treffen wollten, es sollte also ein Büfett und einen Stehkaffee geben. Ahmet, der selbst immer ein wenig unter Strom zu stehen schien und ebenfalls ruhelos durch die Räume flatterte, hatte Brandt gefragt, ob er mit Melanie zusammenarbeiten könne – er kenne sie aus seiner Zeit in der Kantine –, und blieb nun an ihrer Seite. Zusammen schienen sie sich besser konzentrieren zu können, sie erklärten sich gegenseitig die Arbeit, der eine machte fertig, was der andere angefangen hatte. Der untersetzte Deutschtürke schien bei aller Zappeligkeit unbeschwert, fing sogar nach einer Weile an, ein Liedchen zu pfeifen.

»Gute Laune?«, fragte Andrea munter. »Schön. Können wir hier brauchen, nach all den schlechten Nachrichten der letzten Zeit.«

»Falls du damit Florin meinst«, sagte Ahmet, »da muss ich dir sagen: Ich bin nicht traurig. Ich meine, ich hoffe nicht, dass er sich umgebracht hat oder so, aber ganz ehrlich, er war kein guter Mensch. Bei Deborah ist es was anderes, das war eine süße Frau, und was passiert ist, ist schlimm, aber Florin? Nein, der war ein Teufel.« Fest hieb Ahmet bei diesen Worten auf einen Mürbeteig ein, den er so unsanft behandelte, als wollte er Schaffhausen noch im Nachhinein eine Lektion erteilen. Melanie nickte dazu, sagte aber nichts.

Eli und Andrea sahen einander an.

»Was genau meinst du denn damit?«, fragte Eli.

»Ich sage nichts weiter.« Ahmet hieb ein letztes Mal energisch auf den Teig ein, teilte ihn in kleine Portionen und belegte Tarte-Förmchen damit. »Man soll nicht schlecht über die Toten sprechen. Aber es ist nicht schlimm, dass er nicht mehr da ist. Mehr sage ich nicht.«

Andrea zuckte die Achseln. »Ich kannte ihn nicht besonders. Ich hoffe nur, dass nicht so bald wieder jemand von uns stirbt. Der Tisch da draußen mit den Fotos der Verstorbenen, ihr wisst, was ich meine, der ist allmählich ein wenig überfüllt.«

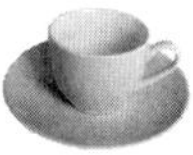

Am späten Vormittag traf Eli sich mit Frau Cestrò, ein Termin, auf dessen Resultat sie gespannt war. Wie beim letzten Mal schien die Sozialarbeiterin nur auf Eli gewartet zu haben. Sie wirbelte sie ins Zimmer, schüttelte ihr herzlich die Hand und legte los, einen Stapel Papier in der Hand.

»Also, da wären wir. Wie geht es Ihnen? Laut Anwesenheitsliste sind Sie bisher jeden Tag hier erschienen ... Das ist gut. Sie scheinen momentan ganz gut aus dem Bett zu kommen?«

»Ja«, sagte Eli zögernd, die an ihre schlaflosen Nächte dachte, die sie mit Wanderungen durch die Wohnung und durch die Straßen verbrachte, mit Rauchen, mit Schreiben und – mit Grübeln. Grübel hin, grübel her, ringsherum, es ist nicht schwer. Sie dachte in diesen Nächten an ihren Vater, dessen Schlaf sie als Kind bewacht hatte, sie dachte an Regener, in dessen Armen sie nachts Ruhe hatte finden können, sie dachte in der Früh schließlich trotzig, dass Schlafen nur etwas für Babys war und dass erwachsene Menschen etwas Besseres mit ihrer Zeit anzustellen wussten.

Morgens war sie gerädert, hatte zu nichts Lust, doch sie wusste genau, dass es keinen Sinn hatte, im Bett liegen zu bleiben, also zog sie sich an und ging zur Arbeit. Auf der Arbeit war Action, und Eli war für Action gemacht. Außerdem kam Aufgeben nun mal nicht infrage. Kaffee, Kippen nach Lust und Laune, Lippenstift – und Eli war startklar. Also lächelte sie die Sozialarbeiterin an und sagte: »Ja, danke, es geht. Ganz gut.«

»Gut, das ist gut. Dann wollen wir mal sehen ...« Sie wedelte mit den Papieren, spielte mit ihrem Ohrschmuck, den Eli aufs Neue bewunderte, und sagte: »Richtig. Schreiben. Ein Arbeitsplatz bei einer Zeitung. Das hatten wir ausgemacht, nicht? Okay ... einen Lebenslauf habe ich hier von Ihnen, da müssen wir noch ein bisschen die Lücken füllen ... Die Mutter ist Friseurmeisterin ... Tätigkeit im elterlichen Betrieb, das geht immer ... Das Anschreiben machen wir jetzt fertig, dann haben wir das ... Zu welcher Zeitung wollen Sie denn?«

Die hübsche Fürsorgerin legte wie beim letzten Mal ein Tempo vor, das Eli, selbst gewiss nicht langsam, staunend bewunderte.

»Zum Rheinischen Echo«, erwiderte sie und erwähnte cool, dass sie da jemanden kenne, Herrn Dr. Broekmaier, den Chef des Hauses. Und dass sie auch einen Journalisten vom Echo kenne, der gerade im Hause an einer Reportage arbeite.

»Was?«, rief Frau Cestrò begeistert, »aber das ist ja fantastisch. Na, dann rufen wir den Dr. Broekmaier doch gleich mal an, was meinen Sie? Schaffen Sie das, oder soll ich? Wir üben es vorher, keine Bange. Anrufen, nach einem Praktikum fragen, wenn Sie nicht mehr weiterwissen, verbinden Sie mit mir.«

Eli schlug das Herz bis zum Hals. Sie kreuzte die Finger und betete, dass das jetzt klappen würde. Dann nahm sie das Telefon in die Hand und ließ sich mit dem Chef des Echos verbinden. Der am Platz war. Sich sofort an Eli erinnern konnte.

»Werd ich nie vergessen, wie die Polizei bei uns in der Tür stand, hohoho! Und Sie mit dem Taxifahrer, der auf sein Geld wartete, und unser Herr Regener, halb tot im Irrenhaus, Entschuldigung, in der Psychiatrie, der Skandal um die Medikamente. Schön, schön. Tolle Story. Was kann ich für Sie tun?«

Man redete noch eine Weile. Praktikum, aha. Von ihm aus gerne.

»Dann könnten Sie doch als Erstes die ganze aufregende Sache von damals einmal aus Ihrer Sicht erzählen, nicht?«

Dr. Broekmaier sprach auch noch mit Frau Cestrò, die mehrmals ihr glöckchenhelles Lachen erklingen ließ und dem Chefredakteur die betriebsintegrierten Arbeitsplätze erläuterte.

»Interessant, interessant, nie davon gehört. Scheint eine ganz prima Sache zu sein, Sprungbrett auf den ersten Arbeitsmarkt und so.«

Das sei es, erwiderte die Integrationsassistentin und fügte ein wenig strenger hinzu, dass man die Leute natürlich nicht ausbeuten dürfe, aber dazu sei sie, Frau Cestrò, ja da.

»Selbstverständlich, klarer Fall«, sagte Broekmaier, übrigens könne er sich dunkel erinnern, dass Martin Regener schon davon gesprochen habe, von dem Praktikum auch, jedenfalls sei das jetzt für ihn in trockenen Tüchern und Frau Sudfeldt möge sich doch sehr bald einmal offiziell vorstellen.

Man vereinbarte einen Termin und trennte sich im schönsten Einvernehmen.

»Nun«, sagte die Sozialarbeiterin, »das ging schnell und effektiv, so wie ich es mag. Und was meinen Sie?«

Am Nachmittag schaute – Martin Regener vorbei. Eli fühlte einen Stich im Magen, als sie seine schlanke Gestalt, das sensible Gesicht mit den wachen Augen sah. Er war wieder da. Sie hatte ihn vermisst. Sehr. Hatte sich nach ihm gesehnt. Sehr. So wie sie die Freude vermisst hatte, die nun langsam und allmählich seit Tagen wieder in ihr aufstieg. Das schreckliche, trostlose, nächtliche Gefühl der Leere, das nichts zurückließ außer Angst und Hoffnungslosigkeit, war zurückgewichen, zumindest hier, zumindest tagsüber. Ob das der Tatsache geschuldet war, dass Martin wieder in ihrem Leben war? Und sie sogar einen *Fall* hatte, genau wie damals?

Oder war es am Ende die viel gerühmte Tagesstruktur? Natürlich hatte Eli auch vorher schon Jobs gehabt, war zum Arbeiten aus dem Haus gegangen, doch diese Jobs waren immer Schleudersitze ohne Perspektive gewesen, was sich auch nicht dadurch verbessert hatte, dass Eli ihrerseits jedwede Arbeit aufgegeben hatte, wenn sie sich zum Schreiben oder Philosophieren berufen fühlte.

Doch nun, in der Werkstatt, war alles – geregelt. Geordnet. Wenn das mit dem Echo gut ging, hatte sie sogar eine echte Zukunft. Eine Zukunft, auf die sie sich freute.

Das alles war noch nicht zur Gänze bei ihr angekommen – grübel hin, grübel her, ringsherum, es ist nicht schwer –, doch ... die Werkstatt bekam ihr. Die Ordnung, die klar strukturierten Aufgaben, die Termine bei Frau Cestrò – es war wohltuend. Es war ein Schlag für ihr Selbstwertgefühl gewesen, ein schwerer Schlag, als sie hier gelandet war, und sie hatte gewiss nicht vor, in dieser Einrichtung ihr Leben zu verbringen, doch vorläufig war es in Ordnung. Für den Anfang war es ganz in Ordnung.

Natürlich lag es auch an ihrer Abteilung. Eli konnte selbstständig arbeiten und ihre Aufgaben zu Ende führen im Gegensatz zu ihren ersten Tagen in der Hauswirtschaft, die sie weitgehend in der

Spülküche verbracht hatte. Dort hatten die Beschäftigten dauernd gewechselt, es gab keine Bindungen, kein »Wir-Gefühl«. Das war in der Seminargruppe anders. Gesichter waren aus der Masse getreten, waren vertraut geworden. Aus den Kollegen waren Freunde geworden. Und man konnte im eigenen Tempo arbeiten, hatte keinen Druck. Vergleichen war sinnlos, jeder arbeitete so, wie er konnte, und wenn es nicht ging, ging es eben gerade nicht. Man wurde ja bereits gelobt, wenn man überhaupt nur zur Arbeit erschien, und das – war gut so.

Doch, sie freute sich. Hatte Lust aufs Kochen und Kuchenbacken, hatte Lust aufs Eindecken und Aufhübschen, freute sich auf die Kaffeepause mit den Kollegen am Nachmittag, wenn alles getan war.

Und wenn das mit dem Echo wirklich klappen sollte ... Sie ließ ihre Gedanken in eine Zukunft als Journalistin wandern ... Das wäre ... wirklich außerordentlich. Und außerdem würde sie Regener oft sehen. Er wäre dann ein Kollege.

Eli strich über ihre Locken und rückte sich das Schiffchen zurecht. Sie hatte die Arbeitskleidung verbotenerweise um ein rotes Halstuch ergänzt, das sich gut zum Lippenstift machte. Am liebsten wäre sie kurz vor den Spiegel gesaust.

»Hey«, begrüßte Eli Martin. »Was machst du eigentlich immer noch hier? Deine Reportage scheint ganz schön lang zu werden.«

»Das wird sie. Momentan bin ich bei dem Porträt eines Beschäftigten, Felix Krautmann, aus eurer Abteilung. Und ich habe Neuigkeiten, was Du-weißt-schon-was angeht.«

»Oh, là, là!« Eli sog die Luft ein. »Ich habe auch Neuigkeiten. Gute Neuigkeiten. Ich würde sagen, wir sollten dringend wieder mal eine zusammen rauchen.«

»Unbedingt. Aber gib mir vorher eine halbe Stunde mit Herrn Krautmann.«

»Klar, das passt prima, in einer guten halben Stunde haben wir Kaffeepause. Dann bis gleich.«

Kurze Zeit darauf hatte Eli es sich in der Raucherecke mit einer Zigarette und einem Kaffee hübsch gemacht und erzählte Martin, als er schließlich eintraf, das Neueste aus dem Hause Echo. Dass Broekmaier sich an sie erinnert habe. Dass sie dort bestimmt ein Praktikum machen könne, vielleicht einen ausgelagerten Arbeitsplatz in Aussicht habe. Dass sie ihm, Martin, danke, weil er sich für sie eingesetzt habe.

»Wie findest du das?«, lachte sie. »Ich, Eli Sudfeldt, werde nun endgültig ein ordentliches Leben führen, nine to five, stell dir das vor!«

Martin freute sich riesig für sie. »Oh, Eli, großartig, das wird dir bestimmt guttun, endlich hast du eine Perspektive, stehst nicht immer auf der Kippe. Wie schön für dich!«

»Ja«, sagte Eli gedehnt. Natürlich verspürte sie den Wunsch nach einem geregelten Leben. Gewissermaßen. Nicht zu geregelt. Auch nicht zu gesund. Ein bisschen Schmu, ein paar kleine Sünden durften schon sein. Das Leben in Deutschland schnürte einem ja die Luft ab, so geordnet war alles, die Leute verkniffen sich bereits das Essen, schliefen nicht mehr, arbeiteten zu viel und hatten keine Lust auf Sex.

Statt sich totzuarbeiten, sollten sich alle miteinander mal wieder einen kleinen Cocktail genehmigen, dachte Eli. Die Lust kam viel zu kurz im Land, fand sie, die sich nun angelegentlich nach Martins Leben erkundigte. Wie es ihm eigentlich gehe? Immerhin hatte er, als sie ihn kennenlernte, ein Burnout gewaltigen Grades und in der Zeit, als sie zusammenlebten, auch noch Probleme mit dem Schlafen gehabt. Es gehe ihm ganz gut, sagte er. Broekmaier sei durch die damalige Story auf ihn aufmerksam geworden und halte ihm Krüger vom Hals, Martins ungeliebten direkten Vorgesetzten und Leuteschinder. Er habe momentan einen ganz guten Stand beim Echo, wenngleich immer viel zu tun sei und der Arbeitsplatz, bedingt durch die digitale Umwälzung, reichlich unsicher. Probleme mit dem Schlafen habe er noch immer. Aber so weit sei alles in Ordnung. Er achte auf sich, fahre vielleicht noch einmal zur Kur. Mache seit Neuestem eine Verhaltenstherapie.

»Die Cestrò hat mir auch einen Therapeuten empfohlen«, sagte Eli langsam und hielt ihr Gesicht in die schwindende Herbstsonne, »einen Psychoanalytiker. Er ist schon in Rente, behandelt nur noch manche Patienten. Sie sagt, er sei gut. Und es würde mich stabilisieren und mir helfen, mit der Arbeit beim Echo klarzukommen. Aber ich weiß nicht.«

Eli konnte der Therapeutenzunft nicht viel abgewinnen. Sie hatte es ausprobiert, doch nachdem der erste Seelenkundler sie als »Riesenbaby« bezeichnet hatte, war sie auf Abstand gegangen. Der zweite Therapeut hatte eine Weile zugehört, dann aber erklärt, er habe sich von ihr versprochen, dass sie ein interessantes Leben zu bieten habe. Doch eigentlich sei es ziemlich langweilig. Eine Bewegungstherapeutin hatte mit ihr gemeinsam die Geschichte vom kleinen Ich-bin-ich lesen wollen, um ihre Persönlichkeit zu stärken. Eli, die zum Vergnügen Kant und Hegel verschlang, war sich vorgekommen wie im Kindergarten. All das war nichts für sie. Sie hatte Reißaus genommen und die Zunft als Quacksalberei abgetan.

Was sie in den diversen Kliniken an Behandlung erfahren hatte, verbesserte ihr Bild von der Psychiatrie nicht. Sie hatte diverse Diagnosen erhalten, oftmals sich widersprechende Diagnosen oder nicht besonders schmeichelhafte, und sie hatte festgestellt, dass Psychiater recht autoritär sein konnten, sehr interessiert waren an stabilen Verhältnissen und am liebsten den Status quo aufrechterhielten – nur ja nicht aufregen, Schonung unter allen Umständen, Vorsicht in allen Lebenslagen.

Eli, die diesen Sachverhalt komplett umgekehrt beurteilte, erzählte daraufhin in der Psychiatrie das Blaue vom Himmel und ging im Übrigen den Ärzten aus dem Weg.

»Versuch es doch einfach«, sagte Martin sanft, der Eli schon lange gern bei einem fähigen Therapeuten gesehen hätte. »Ausprobieren kannst du es doch noch mal. Geh ein-, zweimal hin und verschaff dir einen Eindruck.«

»Ja, vielleicht«, sagte Eli und zuckte die Achseln. »Vielleicht der Cestrò zuliebe. Die ist fix und nett. Aber jetzt sag: Was hast du für Neuigkeiten?«

Gerade wollte Martin ansetzen, da bog Odin um die Ecke. Recht langsam schritt er so sorgfältig daher, als müsse er aufpassen, wohin er trat. Sein Gesicht war beseelt.

»Eh, Leute, ich hab was gemacht, da kommt ihr nicht drauf. Ich war bei so einem Training, das heißt ›mbssrr‹«. Er strahlte glücklich mit dem Gehabe eines frisch Bekehrten.

»Was?«, fragten die beiden aus einem Mund. Odin hatte kaum noch Zähne im Mund, weswegen er immer die Hand vor denselben hielt und manchmal einigermaßen schwer zu verstehen war.

»Mbbsssrr ... Mindfulness baised stresss reducschten ... Das war irre, es geht um Achtsamkeit und dass man genau aufpassen soll, was man fühlt und so. Wir sollten eine Rosine essen und bloß nix bewerten, und ich hab auch noch eine Yang-Schwäche, hat die Lehrerin gesagt.«

Offensichtlich hatte Odin an einem der Seminare für Beschäftigte teilgenommen. An Programm wurde einiges geboten: Nordic Walking, Schwimmen, Englisch-, Deutsch- und Mathematik-Grundkurse, Computertraining, autogenes Training und so fort. Hier ging es nun um Stressbewältigung durch Achtsamkeit.

»Die Lehrerin kann nämlich auch chinesische Medizin und so, und also, es war gut, ich konnte dasitzen und dösen, hab mich weniger gestresst gefühlt«, fuhr Odin langsamer fort, der Elis skeptischen Blick aufgefangen hatte und nun etwas an Schwung verlor. Eli hatte mit Achtsamkeitstrainings so viel am Hut wie ein Banker mit Aktionen von Attac.

»Interessant«, sagte Regener freundlich, »gut, wenn es dir hilft.«

Eli sagte nichts, guckte Odin bloß an, als hätte der gerade ein ganzes Pfund Rosinen achtsam verschluckt. Oh Boy. Was war bloß los? Gab es denn niemanden mehr, der bereit war, diese Welt mit Humor, Zynismus, einem ordentlichen Whisky und einer Packung Selbstgedrehter zu ertragen? Musste es immer so ein Psychodings sein? Odin war doch sonst nicht so, war immer ihr Kumpel gewesen in der Welt von Kaffee, Kippen und einer ordentlichen Flasche Billigfusel. Geriet er langsam auf den Pfad der Tugend? Und überhaupt: Er »konnte dasitzen und dösen« – tat er das nicht sowieso schon immer?

Sie drehte ihre Locken zusammen und wandte sich Regener zu. »Jetzt aber zu deinen Neuigkeiten, Martin. Was gibt's von der Polizei?«

»Tja, also«, sagte Martin gedehnt, »die Neuigkeit ist ...« Er zog die Worte, steigerte die Spannung.

»Nun sag schon!« Eli wippte ungeduldig mit den Füßen, und auch Odin hatte bereits etwas von seiner Stressreduktion verloren.

»Tja, Leute«, ließ Martin die Katze aus dem Sack, »ein Handy wurde bei Schaffhausen nicht gefunden. Er hatte keins dabei.«

»Das gibt's nicht!« Odin klappte den Mund auf und vergaß vor Erstaunen, die Hand davorzuhalten. »Er hatte es immer dabei. Er hat gesagt, das ist meine Lebensversicherung und ohne das geht er nirgendwohin.«

»Wirklich seltsam«, sagte Eli nachdenklich, »das ist merkwürdig. Hat er das Handy verloren? Oder hat es jemand an sich genommen? Das müssen wir unbedingt rauskriegen. Wir müssen das Handy finden. Und wir müssen noch mal mit Melanie und Ahmet sprechen.«

Sie erzählte den beiden, dass Melanie sich eigenartig verhielt, regelrecht schuldbewusst war, dass Florin Schaffhausen vielleicht ein Erpresser gewesen war und dass Ahmet ihm Geld geschuldet habe und womöglich von ihm angefixt worden war.

»Ein wirklich reizender Knabe, dieser Schaffhausen«, sagte Martin Regener mit Blick in Elis Richtung.

»Ja«, Eli schaute ungerührt zurück, »hab ich gemerkt. Nun aber, wie machen wir weiter? Ich glaube, ich rede noch mal mit Melanie, und du, Martin, du machst doch ein Beschäftigtenporträt, nicht? Kannst du da mal Ahmet auf den Zahn fühlen?«

»Äh. Eigentlich rede ich viel mit Felix Krautmann. Ich sehe mal, was sich machen lässt. Wir treffen uns morgen wieder hier, okay? Du hältst die Augen auf, Heiner, immer schön achtsam, das hast du ja gerade gelernt.« Damit stupste er Heiner freundschaftlich in die Seite und ging davon. Eli fühlte einen Stich, als er verschwand.

Freitag

Sie trafen sich nachmittags in der Raucherecke. Eli hatte sich Melanie vorgeknöpft und von dieser erfahren, dass sie – mit Ahmet ins Café gegangen war, und zwar an dem Tag, als Schaffhausen gestorben war. Das hatte umgekehrt auch Martin gehört, der mit Ahmet ins Gespräch gekommen war.

»Was macht man denn hier so?«, hatte er beiläufig gefragt und: »Geht ihr auch schon mal zusammen weg?« Da hatte Ahmet erzählt, dass er mit Melanie zusammen gewesen war. Er kenne sie noch von seiner Zeit in der Hauswirtschaft – »Man muss ein bisschen auf sie aufpassen, die kleine Maus.«

Felix Krautmann hatte das aus dem Hintergrund bestätigt: »Die sind ins Café gegangen.« Felix nahm wie immer lebhaft Anteil an seiner Umgebung, hatte einen Blick für Details und registrierte so einiges, was den Normalsterblichen entging.

Damit war klar: Sowohl Melanie wie Ahmet schieden als Verdächtige aus. »Bleibt Brandt«, stellte Eli mit einem gewissen Unbehagen fest. Der nette Gruppenleiter war ihr sehr sympathisch.

»Bleibt Brandt«, bestätigte Regener, »aber was können wir tun?

Und sollten wir überhaupt etwas tun? Vielleicht ist da gar nichts und wir verrennen uns.«

Sie waren ratlos. »Aber das Handy?«, wandte Eli ein, »das ist doch wirklich komisch. Und was ist denn überhaupt mit der angeblichen Geliebten von Florin? Die aus der Verwaltung, vielleicht hatte die was dagegen, dass das Verhältnis öffentlich wurde, oder Florin hat sie sogar damit erpresst?«

»Nee, die könnt ihr vergessen«, sagte Odin bekümmert, der Eli gern geholfen hätte, »bei der war ich am Donnerstagnachmittag, hatte Stress mit meinen Papieren. Die war unfreundlich wie immer, hat durch den ganzen Flur geblökt, dass Ordnung das halbe Leben wär und dass sie wegen mir länger bleiben müsste. Nee, ich mag sie nicht, aber mit der Sache kann die nix zu tun haben.«

»Zurück zu Brandt also.« Eli scharrte traurig mit den Füßen. Zu dumm, dass diese Verdächtige aus dem Rennen war.

»Wir können ja nur mal so mit dem reden«, schlug Odin vor, der ein lieber Mensch war und nicht so richtig an das Böse im Anderen glaubte. »He, Leute, übrigens«, sagte er, um die Stimmung aufzulockern, »was macht ein Zen-Mönch, wenn er ins Gefängnis kommt?« Er wartete gespannt und prustete los: »Erst mal sitzen!« Odin schmiss sich weg vor Lachen.

Die beiden anderen sahen ihn finster an.

»Sorry«, nuschelte der Wikingergott, »hab ich gestern im mbssrr gehört. Dachte, passt ganz gut.«

»Wir müssten das Handy haben«, sagte Regener, »oder sonst einen Beweis. Irgendetwas Greifbares. Fotos auf dem Handy. Etwas, was man nicht so einfach abstreiten kann.«

»Haben wir aber nicht«, sagte Eli und schwieg eine Weile. »Ich meine ... haben wir *noch nicht*. Könnten wir aber haben«, rief sie dann mit einem Funkeln in den Augen. »Ich meine, könnten wir nicht, rein theoretisch, ein Testament von Schaffhausen haben? So etwas in der Art ›Wenn mir etwas zustößt, ist Brandt schuld‹? Ein

Schriftstück, das er aufgesetzt hätte als eine Art Rückversicherung. Oder so?« Sie sah Regener an. »Wir konfrontieren ihn mit irgendeinem Papier, das wir aufsetzen, und sehen, wie er reagiert. Mehr haben wir doch sowieso nicht, richtig?«

Das stimmte. Die Ermittlungen waren ins Stocken geraten. Wenn es überhaupt etwas zu ermitteln gab.

»Wir können das machen«, sagte Eli. »Brandt sagt sowieso immer, wir sollen zu ihm kommen, wenn uns etwas belastet. Wir können ihm ruhig mal auf den Zahn fühlen. Schließlich ist das alles merkwürdig. Zwei Tote, die so unerwartet ums Leben gekommen sind. Ein Handy, das nicht da ist, wo es sein sollte. Martin, kannst du so eine Art Schreiben aufsetzen? Handschriftlich? Und ich hätte das dann gehabt? Schaffhausen hätte es mir kurz vor seinem Tod gegeben? So hätte es doch sein können, oder?«

Sie sah die anderen an.

»Aber Eli«, gab Martin zu bedenken, »das vergiftet die Atmosphäre zwischen dir und ihm. Er wird wütend auf dich werden.«

»Das glaube ich nicht. Wenn ich tatsächlich so ein Schreiben hätte, müsste ich damit nämlich zur Polizei gehen. Aber so werde ich einfach sagen: ›Ich suche das Gespräch, wie Sie es uns immer geraten haben, Herr Brandt, ich wollte zuerst zu Ihnen kommen, das alles belastet mich, blablabla.‹ Und außerdem, ich bleibe hier nicht für immer. Vielleicht, wahrscheinlich bin ich bald beim Echo. Genau, so machen wir es!«

Vergnügt drehte Eli ihr Häubchen waagerecht auf den Kopf und steckte eine Locke daran fest. Wirklich, sie sollte Detektivin werden. Oder investigative Reporterin. Sie freute sich auf ihr Praktikum. Sie freute sich, dass sie Martin Regener dann oft sehen würde. Wer wusste schon, wie die Dinge sich entwickeln würden? Momentan war er hier bei ihr und ermittelte, sie beide ein Team, wie in alten Zeiten.

»Ich weiß nicht«, sagte Regener, »vielleicht sollten wir einfach alles auf sich beruhen lassen.«

»Ach, komm schon. Es ist doch nur ein Versuch. Wir wollen nur sehen, wie er reagiert. Ich bitte ihn doch nur um ein Gespräch.«

»Von mir aus. Aber ich werde in deiner Nähe sein bei dieser Unterredung. In Hör- und Sehweite. Ich sage, dass ich Felix Krautmann noch ein wenig bei seiner Arbeit begleiten möchte. Wenn du mich rufst, bin ich zur Stelle.«

Eli nickte. Es war schön, dass Martin sie beschützen wollte.

Montag

Am Montag sahen sich Eli und Martin kurz am Vormittag. Martin hatte ein Papier dabei, das man als eine Art Testament auffassen konnte. Sinngemäß stand dort, dass Florin Schaffhausen ganz sicher nicht aus dem Leben zu scheiden gedenke. Bei einem unerwarteten Todesfall seinerseits solle man sich einmal näher mit dem Gruppenleiter Brandt beschäftigen und dessen großer Nähe zu der verstorbenen Deborah Samtleben. Das Papier war kurz, weil, wie Martin erklärte, »wir wenig wissen und nur Andeutungen machen können. Das Ungesagte ist dann besser als das Gesagte. Aber vermutlich springt Brandt darauf überhaupt nicht an. Er wird dich wahrscheinlich einfach nur wegschicken.«

»Das werden wir sehen. Wir wollten ja sowieso nur schauen, wie er reagiert, ob er schuldbewusst ist oder so was. Ich gehe nachher zu ihm, gegen Feierabend. Wir haben heute eine Menge zu tun und wenig Leute da.«

»Ich bin dann auch gegen Feierabend hier, ich müsste zur Abrundung meines Porträts tatsächlich mit deinem Vorgesetzten reden. Ich halte mich einfach im Hintergrund. Bis später also!«

Er blickte sie an. Sie sah gut aus, munter, das Schiffchen keck auf dem Kopf, ein rotes Tuch um den Hals, hatte diesen gewissen lebhaften Ausdruck im Gesicht, den er lieben, manchmal auch fürchten gelernt hatte. Wenn sie obenauf war, gehörte ihr die Welt, riss sie jeden mit. Und das zog ihn immer noch in ihren Bann. Und als sie sich letztens an ihn gelehnt hatte – er wollte sie immer noch bewahren, auf sie achtgeben.

Er räusperte sich und gab ihr einen flüchtigen Kuss auf die Wange: »Also, tschau!«

Eli legte sich die Hand auf die Wange und sah ihm nach.

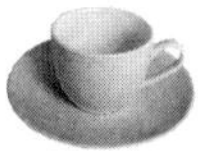

Am Nachmittag, als die Arbeit fast getan war, dachte Eli nicht ohne Herzklopfen an Brandts Büro und an das Gespräch, das sie gleich mit ihm zu führen gedachte. Sie waren heute eine kleine Besetzung gewesen, die unverwüstliche Gertrud Wagner, die sich stets zusammenriss, mochte es ihr noch so schlecht gehen, Felix, der jeden Tag pünktlich wie ein Uhrwerk auf der Matte stand, Melanie, die immer mehr wie ein Gespenst aussah, und Melissa Achberg, die sauertöpfisch kommentiert hatte, dass »Oliver, Ahmet und Andrea mal wieder krank« seien. Es war viel zu tun gewesen, doch nun war das meiste geschafft. Gertrud und Melissa, die beide etwas früher Dienstschluss hatten, zogen sich bereits um, nur Felix war noch mit Aufräumen beschäftigt und erklärte dabei Regener, was alles für ihn zu tun war. Brandt hatte Melanie Hergeister und Felix Krautmann gebeten, etwas länger zu bleiben, was der Autist sehr unwillig aufgenommen hatte: »Aber ... aber ... das geht doch nicht! Bitte nicht! Dann kann ich doch nicht zählen!« Doch der Gruppenleiter hatte das überhört und auf die Arbeit verwiesen, die noch getan werden musste, weil so viele Leute gefehlt hatten.

Auch Eli hätte nun Feierabend gehabt, doch sie trödelte in der Umkleide herum und wartete, dass die Kolleginnen gingen. Als die beiden sich verabschiedet hatten, wartete sie noch fünf Minuten und machte sich dann auf den Weg zu Brandt.

Der saß in seinem Büro vor dem Rechner und war mit Exceltabellen beschäftigt: »Da sind Sie ja noch, Frau Sudfeldt. Sie haben doch Feierabend. Was gibt es denn? Nehmen Sie doch Platz.«

Eli wusste nicht so richtig, was sie nun sagen, wie sie anfangen sollte. Wie erklärte man jemandem, dass man ihn des Mordes verdächtigt? – »Hallo, Herr Brandt, haben Sie eigentlich Florin Schaffhausen umgebracht? Weil Sie ein Verhältnis mit Deborah Samtleben hatten?«

Nein. Hier war Delikatesse angebracht, doch Delikatesse war nicht gerade Elis Spezialität. Sie räusperte sich, sagte gedehnt: »Ja, aaalso ... es ist so ...«, fingerte den Wisch heraus, den sie und Regener fabriziert hatten, und sagte: »Ich wollte damit erst mal zu Ihnen kommen, Herr Brandt. Der Herr Schaffhausen hat mir das hier übergeben, falls ihm was passiert. Selbstverständlich glaube ich das nicht wirklich, was da steht, aber ... na ja, ich wollte es Ihnen halt mal zeigen. Sie sagen ja, man soll zu Ihnen kommen, wenn einen was belastet, und, na ja, also ...«

»Zeigen Sie mal her!« Mit angespannter Miene riss ihr der Anleiter das Papier fast aus der Hand. Während er las, zeigte er keine Reaktion, doch danach sank er auf seinem Stuhl zusammen und sagte halblaut, fast zu sich selbst: »Das gibt's doch gar nicht. Nimmt das alles denn gar kein Ende?« Er ließ das Blatt sinken, schloss die Augen und legte sich eine Hand auf die Stirn, als habe er Kopfschmerzen. Eli schien er fast vergessen zu haben. Schließlich fragte er leise, immer noch mit geschlossenen Augen: »Hat er nur Ihnen das gegeben? Wer weiß noch davon?«

»Niemand, Herr Brandt. Ich wollte damit zuerst zu Ihnen kommen, ich ... ich glaube das nicht, was da steht, und ich wusste nicht, ob ich zur Polizei gehen soll ...«

»Zur Polizei?« Brandt riss die Augen auf und sah sie an, die

Brauen finster zusammengezogen. »Auf keinen Fall! Das sind haltlose Anschuldigungen. Nichts davon ist wahr! Das müssen Sie mir glauben. Es war gut, dass Sie zu mir gekommen sind, das war richtig, es ist immer gut, das Gespräch zu suchen. Oder ... wollen Sie mich am Ende erpressen damit wie ...« Er verschränkte die Arme und sah sie weiter finster an. Dann überflog er das Papier noch einmal und sagte müde: »Das, was da steht, stimmt nicht, das kann ich Ihnen sagen. Was Sie nun damit tun, ist Ihre Sache. Gehen Sie zur Polizei, wenn Sie es für richtig halten.«

Vorsichtig sagte Eli: »Erpressen wie ...? Wer hat Sie denn erpresst, Herr Brandt? Hat Schaffhausen das getan?«

»Niemand hat mich erpresst«, sagte Brandt ärgerlich. »Das ist alles ein Haufen blühender Unsinn, von jemandem, der sich um jeden Preis wichtigmachen wollte. Schaffhausen war ...« Brandt schien noch etwas sagen zu wollen, biss sich aber dann auf die Lippen. »Vergessen Sie das alles. Herr Schaffhausen hatte einen Unfall und mehr nicht. Vielleicht sprechen wir morgen in der Gruppe nochmals über den Vorfall.«

Er stand auf, rückte seinen Stuhl zurecht, gab ihr das Blatt zurück und sagte: »Also, wir sind hier fertig. Tun Sie damit, was Sie für richtig halten. Ich muss noch weitermachen, wir haben morgen wieder eine Menge zu tun. Aber ... da Sie einmal da sind: Haben Sie noch eine Minute und könnten mir vielleicht helfen? Ich muss noch einige Vorräte aus dem Lager holen und könnte eine Hand gebrauchen.«

Eli zögerte einen Moment. Sie dachte an das Lager, das Florin ihr gezeigt hatte, mit seinen seltsamen Geräten, der Knochensäge und der Hackebeilmaschine, in der man jemanden auf eine Weise verschwinden lassen konnte, dass es wie ein Unfall aussah. Kurz schielte sie zur Tür. Ob Martin dort stand, wie er es versprochen hatte? Ja, ganz sicher. Sie würde ihn einfach bitten, in das Lager mitzukommen und beim Tragen zu helfen. Oder war sie überängstlich?

Nein, das konnte nicht sein. Der nette Gruppenleiter hatte doch sicher nichts Böses im Sinn? Sie dachte an Ebermann, den Pfleger, der sich als Mörder erwiesen hatte ... der war auch immer nett gewesen, so bemüht um die Kranken ...

»Klar, natürlich, ich hab noch Zeit. Ich ... und ... Sie haben sicher recht: Das Papier von Herrn Schaffhausen vergesse ich einfach.«

Sie standen sich einen Moment lang unbehaglich gegenüber. Eine gewisse Spannung lag über dem Raum. Die nun von Felix Krautmann gebrochen wurde, der polternd die Tür aufriss, in das kleine Büro stapfte und verkündete, dass er mit dem Stühlehochstellen und Abwischen fertig sei.

Als er Eli sah, stutzte er und sah sie irritiert an: »Wieso bist du noch hier? Du fährst doch immer mit der 15.38er?« Dann sagte er, so, als wolle er in seinem Hirn etwas ablesen: »Die Gertrud, Melissa und du, ihr fahrt mit der 15.38er, der Ahmet fährt mit der 15.53er, Melanie auch, aber manchmal auch mit der 13.53er, wenn ihr nicht gut ist, Oliver mit der 15.08er, Andrea, ach, da muss man immer aufpassen, der ist so oft schlecht, die fährt mal so, mal so. Wann fährst du denn jetzt, Eli?«

Das alles brachte er ohne Stocken oder Zögern hervor. Eli staunte. Durch die geöffnete Tür konnte sie Regener sehen.

»Moment mal«, sagte sie. »Du weißt also immer genau, wann die Leute fahren und welche Bahn sie nehmen? Wieso?«

»Na, weil ich doch zähle«, sagte der Autist eifrig. »Ich stehe an der Bahn und zähle, wer wegfährt. Und morgens zähle ich, wer kommt. Jeden Tag. Deswegen ist es ja auch blöd, dass ich heute länger arbeiten muss. Da komme ich ganz durcheinander.« Er warf Brandt einen bösen Blick zu.

»Sag mal, Felix«, sagte Eli nachdenklich, »wenn du immer zählst, hast du da auch am Donnerstag vor einer Woche an der Bahn gestanden und aufgepasst? Als der Florin den Unfall hatte und gestorben ist?«

»Frau Sudfeldt«, donnerte der Gruppenleiter, »ich dachte, wir hätten uns geeinigt. Was wollen Sie eigentlich andeuten? Sie sollten das alles nun auf sich beruhen lassen. Und nun kommen Sie, die Arbeit wartet.«

Doch Felix Krautmann ließ sich davon nicht stören. »Ja, sicher, ich zähle *jeden* Tag. Sage ich doch. Und der Florin hatte keinen Unfall. Der Herr Brandt hat ihn geschubst. Sie hatten Streit.«

Diese Enthüllung war natürlich so, als hätte jemand eine Kanone abgefeuert. Eli und Brandt standen einen Augenblick wie gelähmt da. Durch die halb geöffnete Tür konnte Eli Regener sehen, der sich nun langsam näher schob. Hinter ihm stand Melanie Hergeister, die Schürze in der Hand, der Mund offen.

Eli fing sich wieder. Brandt tat gar nichts, stand immer noch da, als wäre er von einem lauten Knall betäubt.

»Du hast einen Streit angesehen? Herr Brandt und Florin Schaffhausen haben sich gestritten, und dann hat Herr Brandt den Florin auf die Gleise geschubst? Das hast du gesehen?«

»Ja«, sagte der Autist einfach. »Genau. Aber der Florin hat den Herrn Brandt auch geschubst, vorher, so weggestoßen. Der Herr Brandt wollte das Handy von dem Florin haben. Er hat es ihm weggenommen, da hat der Florin danach gegriffen, und Herr Brandt hat ihn geschubst. Der Florin ist hingefallen und liegen geblieben, und der Herr Brandt ist weggegangen. Und dann kam der Zug. Und der Florin lag immer noch da. Als der Herr Brandt das gesehen hat, ist er schnell zurückgelaufen und wollte dem Florin helfen. Aber das ging nicht mehr.«

Regener stand nun in der Tür. Abermals standen alle so erstarrt wie in einem Tableau. Einzig Felix Krautmann schien nicht zu begreifen, in welchem Drama sie sich befanden. Unschuldig fragte er: »Kann ich jetzt gehen? Ich bin fertig.«

»Moment noch«, sagte Eli, »Felix, warum hast du das alles nicht früher erzählt? Von dem Streit und dem Schubsen?«

»W-w-w-wieso«, stotterte Felix nun aufgeregt, der allmählich zu begreifen schien, dass das, was er gesagt hatte, wichtig war. »Hab ich doch. H-Hab ich gesagt. Ich hab gesagt: ›Der Florin kommt heute nicht.‹ Am Freitag. Weil ich d-das ja wusste. D-d-dass der nicht mehr kommt. Weil ich immer zähle. Sonst hat mich keiner was gefragt.«

Sie schwiegen. Das Schweigen war drückend. Brandt setzte sich hin. Ohne aufzublicken, sagte er: »Sie können gehen, Herr Krautmann. Schönen Feierabend.«

Der Gruppenleiter sah aus, als wäre das Leben aus ihm gewichen, als pumpe seine Lunge keine Luft mehr in die Adern. Felix bedankte sich, wünschte auch einen schönen Feierabend und verschwand in den Umkleideraum. Keiner sagte ein Wort.

Nach einer Weile sagte Martin behutsam: »Wollen Sie uns nicht alles erzählen, Herr Brandt? Wie war das denn nun?«

»Was gibt es da zu erzählen?«, sagte Brandt bitter und mit einem trockenen Schluchzer. »Ich habe ihn umgebracht. Umgebracht. Aber es war ein *Unfall*. Ich wollte das nicht, bin wieder zurückgelaufen, als ich gemerkt hab, der steht nicht mehr auf. Aber es war zu spät. Zu spät. Oh Gott. Oh Gott. Das verzeihe ich mir nie. Nie!«

Er weinte nun, ohne Tränen, mit schweren Schlucken. Und erzählte. Dass Schaffhausen ein Schwein gewesen sei, ein Drecksack. Dass er gewusst habe, dass er, Brandt, etwas mit Deborah Samtleben angefangen habe. »*Das* wollte ich auch nicht«, sagte er, »ich weiß nicht, wie es geschehen konnte, es war ... es war praktisch einmalig. Wir haben zusammen länger gearbeitet und sie war so lustig. So lieb. Zur Belohnung habe ich sie noch ins Café eingeladen, wir haben ausnahmsweise einen Wein getrunken, und irgendwie kam eins zum anderen ... aber ich wollte das nicht, das müssen Sie mir glauben. Ich liebe meine Frau, meine Kinder … ich … ich habe das schnell wieder beendet.«

Er erzählte, dass Schaffhausen von der Sache Wind bekommen habe, ihn erpresst habe mit einem eindeutigen Foto, das er auf dem Smartphone gespeichert hatte. »Weiß der Himmel, Deborah muss ihm das geschickt haben, sie muss auf uns stolz gewesen sein, sie war so verdammt naiv manchmal.«

Und Schaffhausen habe auch ein Bild von Deborah gehabt, wie sie tot auf dem Boden lag.

»Er war an diesem Abend bei ihr, verstehen Sie? Und da hat sie ihm erzählt, dass sie schwanger ist, von mir, und dass sie sich auf das Kind freut. Schwanger! Das alles … und er hat sie ausgelacht, sie aufgezogen, sie runtergemacht, er hat ihr auch gesagt, dass er mich bluten lassen wird finanziell, er hatte ja dieses verdammte Bild, wollte mich damit erpressen. Sie hat mich schützen wollen, für mich kämpfen wollen. Sie wusste, dass ich Schwierigkeiten kriegen würde ihretwegen, wenn bekannt würde, wer der Vater ist. Sie war labil, sie hat nur im Moment gelebt und bestimmt keine Zukunft mehr gesehen. Er hat mir erzählt, dass er wusste, dass sie springen wird, dieses Schwein, dass er wusste, wie er sie dazu bringen kann, er hat es genossen, die Macht über sie, er wollte Macht mehr als alles andere, dieses verdammte …«

Er sei so wütend gewesen. Schaffhausen habe mit dem Handy gespielt, es vor seiner Nase baumeln lassen. Und er habe das Smartphone haben wollen, mehr nicht. Es habe eine Rangelei gegeben, Schaffhausen habe ihn geschubst, da habe er nach dem Handy gegriffen und fest zurückgeschubst, »aber ich wollte doch nicht, dass der stirbt, das doch nicht!« Schaffhausen sei einfach liegen geblieben, sei nicht mehr hochgekommen. Und er, Brandt, sei weg, er habe gedacht, der würde schon wieder, er sei so wütend gewesen.

»Ich habe ihn doch nur weggestoßen, wollte selbst nur noch weg und das verdammte Smartphone wegschmeißen. Aber dann habe ich gesehen, der liegt noch da, der kommt nicht hoch. Da bin ich zurück, aber es war zu spät. Der Zug kam. Es war dunkel, man konnte ihn erst nicht sehen. Ich war zu spät.«

Der Gruppenleiter schwieg erschöpft.

Von der Tür her piepste Melanie Hergeister:

»Ich habe ihn umgebracht.«

Die Gruppe drehte sich geschlossen zu Melanie. Alle starrten sie entgeistert an. Man vergaß die mausgraue Kollegin so leicht, weil sie normalerweise kaum einen Mucks von sich gab, doch auch sie hatte heute länger arbeiten sollen und war abgeordnet worden, um die Küche zu reinigen. Nun stand sie da, ein Häufchen Elend, drehte ein Spültuch in den Händen, die Augen voller Tränen, und wiederholte: »Ich habe ihn umgebracht.«

Brandt, fürsorglich wie immer, bot ihr einen Stuhl an. Dort sank sie in sich zusammen und gab Folgendes preis:

Dass sie dem Florin Tavor, ihr Beruhigungsmittel, in den Kaffee getan habe, nachmittags in der Kaffeepause. Dass sie ihr Tavor immer dabeihabe, sie habe immer solche Angst. Dass sie den Florin aber doch nicht habe umbringen wollen, ganz bestimmt nicht! Es sei nicht viel gewesen, nur so vier, fünf Tabletten. »Davon stirbt man doch nicht!«

»Aber warum haben Sie ihn denn betäuben wollen?«, fragte Martin sacht.

»Wegen dem Smartphone«, sagte Melanie und schluchzte nun lauthals, »der Florin hatte ein Foto von mir auf seinem Handy, ein ... ein sexy Foto, ich wollte nicht, dass es die ganze Welt sieht.« Regener reichte ihr ein Taschentuch, dass sie sich trostlos an die Augen führte. »Er war einmal so lieb mit mir, an einem Abend, und da bin ich mit ihm mit, und da ... Er muss mir was ins Glas getan haben, ich erinnere mich gar nicht mehr an alles. Jedenfalls hatte er ein Foto von mir und damit hat er mich erpresst, ich sollte ihm Geld geben dafür, dass er es löscht. Und dann war er auch immer so ekelhaft, wisst ihr noch, wie er immer gesagt hat, man muss die Weiber nur hart anfassen, dann fressen sie einem aus der Hand? Er war überhaupt nicht mehr lieb. Aber umbringen wollte ich ihn nicht, ehrlich nicht, ich schwöre es!«

Sie habe ihn betäuben wollen, um ihm dann das Smartphone abzunehmen, aber es seien immer Leute in seiner Nähe gewesen, zum Schluss habe sie ihn mit Brandt gesehen. Da habe sie für diesen Tag aufgegeben und war mit Ahmet Aktürk weggegangen. Der habe sie ins Café eingeladen und sei so lieb zu ihr gewesen, sie hätte ihm fast alles erzählt.

»Herr Brandt«, sagte sie dann, putzte sich die Nase und reckte sich. »Ich war‘s. Ich bin schuld. Meinetwegen konnte er nicht mehr aufstehen, meinetwegen kam er nicht mehr hoch. Und Sie waren auch immer so lieb mit mir, so freundlich. Es tut mir alles so leid. Mir ist jetzt eh alles egal, ist eh alles wurscht, ich kann nicht mehr. Nur bitte löschen Sie das Foto, bitte.«

Damit sackte sie auf dem Stuhl zusammen und weinte wie ein Wasserfall.

Alle schwiegen bedrückt.

»Keine Sorge, Frau Hergeister«, sagte Brandt dann leise, »das Smartphone von Herrn Schaffhausen ist Geschichte. Die Fotos können niemandem mehr schaden.«

Wieder schwiegen sie. Es war eine hässliche Geschichte, bei der es auf allen Seiten nur Verlierer zu geben schien. Alles war von Schaffhausen ausgegangen, seiner Rücksichtslosigkeit, Kälte und Machtgier. Er hatte sich nicht darum geschert, was er anderen antat, und es lag nahe zu denken, dass er bekommen hatte, was er verdient hatte.

Regener, der geradlinige, korrekte, integre Regener, räusperte sich und sagte Folgendes: »Angenommen, nur mal angenommen, wir behalten die Sache einfach für uns, wir, die wir uns hier in diesem Raum befinden? Es bleibt unser Geheimnis. Wie wäre das? Die Polizei hat den Fall bereits zu den Akten gelegt. Keiner hätte etwas zu befürchten ...«

Darüber dachten sie nach, während Melanie schluchzte und mit dem Leben abgeschlossen zu haben schien. Brandt schaute wie versteinert und flocht seine Hände in- und auseinander. Von draußen hörte man Felix Krautmanns fröhliches Pfeifen, der sich sicher auf den baldigen Feierabend freute und sich vermutlich unbeschwert ausmalte, wie er nachher beim Tischtennis in seiner Wohngruppe gewann.

Das Schweigen dehnte sich, bis das Geheimnis riesig wie ein Elefant im Raum stand.

Dann sagte Eli: »Leute. Das geht nicht. So etwas ist zu groß. Herr Brandt kann damit nicht leben. Melanie kann damit nicht leben. Felix weiß etwas, wenn er auch nicht weiß, dass er es weiß. Alle wären immer in Unruhe. Es geht nicht. So etwas frisst einen auf. Es vergiftet einen. Man vergeht vor Albträumen und Angst. Es ist besser, reinen Tisch zu machen. Finde ich. Ich gehe jetzt eine rauchen. Danach überlegen wir, was wir machen. Melanie sollte heute nicht allein sein.«

»Da haben Sie recht, Frau Sudfeldt«, sagte Brandt erschöpft. »Rauchen Sie. Und ich rufe jetzt die Polizei an.«

Danach

Obwohl es schon recht kühl war, setzten sie sich nach draußen und zündeten sich unisono eine Zigarette an. Die Kellnerin brachte zwei Kaffee.

»Brandt tut mir leid. Sehr leid.« Eli knabberte an ihrem Keks. Genauer gesagt zerbröselte sie ihn eigentlich nur zwischen ihren Fingern. Sie hatte den Gruppenleiter sehr gemocht, der für seine Leute immer ein offenes Ohr und ein gutes Wort gehabt hatte. »Was geschieht nun eigentlich mit ihm?«

»Das kommt darauf an.« Martin, der durch seine Gespräche mit Felix Krautmann erfahren hatte, wie sehr Brandt sich für den autistischen jungen Mann eingesetzt hatte, war ebenfalls betroffen. »Strafrechtlich changiert die Tat zwischen Totschlag und fahrlässiger Tötung, je nachdem, wie der Richter das sieht. Aber da Felix bezeugen kann, dass Brandt noch einmal zurückgerannt ist und Schaffhausen von den Schienen holen wollte, wird es wohl auf fahrlässige Tötung hinauslaufen. Das wäre dann vermutlich Haft mit Bewährung. Und dann ist da noch Melanie Hergeister mit ihrem

Tavor, die nicht unschuldig daran ist, dass Schaffhausen sich nicht so richtig von den Gleisen hochrappeln konnte.«

»Ja, Melanie. Die tut mir auch sehr leid.« Eli, die sich Unglück sehr zu Herzen nehmen konnte, sah ganz mitgenommen aus.

»Ich weiß. Mir auch. Sie wollte doch bloß die Bilder auf dem Smartphone löschen, und dann ist alles schiefgegangen. Scheint viel Pech zu haben, die Melanie. Da sie aber in Kauf genommen hat, dass Schaffhausen etwas Schlimmes hätte passieren *können*, sprechen wir hier juristisch auch von fahrlässiger Tötung und Haft mit Bewährung. Immerhin, sie kann damit ihr Leben so weiterführen wie bisher. Allerdings hat sie nun diese Last auf dem Gewissen, und sie war ja sowieso schon voller Minderwertigkeitsgefühle. Sie wird eine Freundin brauchen und viel Zeit. Vielleicht ist Ahmet eine Hilfe, er schien ja ganz erpicht darauf, sich um sie zu kümmern, hat sie ›süße kleine Maus‹ genannt.«

»Ja.« Eli kippelte auf ihrem Stuhl. »Wär schön, wenn die zusammenkämen.«

»Brandt«, sagte Martin, »tja, der wird natürlich seine Stelle verlieren, schon wegen der verbotenen Affäre mit Deborah. Und wie es mit seiner Ehe ausgeht ... vielleicht verliert er alles, was er hat ... Er wird vorbestraft sein ...«

Sie schwiegen bedrückt. Dann sagte Eli: »Ich habe gehört, seine Frau hält trotz allem zu ihm. Sie ist nett, ich habe sie inzwischen kennengelernt, so ‘ne Fröhliche, Patente. Einen Fehltritt kann man verzeihen, nicht? Und da sind ja auch noch die Kinder.«

Martin musste lächeln. Eli sprach mit der Expertise des erfahrenen Paartherapeuten und nickte so weise, als säße sie dem gebeutelten Paar auf der Couch gegenüber.

»Vielleicht werden sie sich wieder zusammenraufen.« Martin trank einen Schluck Kaffee und sah in die Ferne. »Ich wünsche es ihm. Aber auch Brandt muss mit dem Tod Schaffhausens leben, und das wird schwer für ihn. Ich glaube, er ist eigentlich ein integrer

Mensch, war nur einen Moment lang schwach, und dann ist alles Weitere eben so passiert, wie alles eben so passiert.«

»Ja«, nickte Eli, »kurz nicht aufgepasst, und schon nimmt dein Leben eine ganz andere Richtung. Kenn ich. Hoffentlich kommt er wieder hoch.«

Wieder musste Martin lächeln. Eli, die Expertin für das Kurz-nicht-Aufpassen. Sie wurde von ihrem Leben gelebt, es verschlug sie mal in die eine, dann in die andere Richtung. Aber auch sie kam immer wieder hoch, fightete wie ein Boxer im Ring.

Er sah sie an, nicht ohne Rührung, dachte daran, wie sie ausgesehen hatte, als sie ihm den Schlüssel auf den Tisch gelegt hatte, blass, verweint, doch mit hoch erhobenem Kopf. Er hatte sie nicht gehen lassen wollen, wollte sie auch jetzt nicht gehen lassen. Eli brauchte einen ... Manager. Brauchte ihn. Und er ... brauchte sie.

»Wie steht es denn jetzt mit dir eigentlich, Eli?«, fragte er. »Hast du dir den Therapeuten schon angesehen?«

Das hatte sie. Genau genommen war sie schon zweimal bei ihm gewesen. Die Cestrò habe sie scharf angeschaut und gefragt, wie sie sich eigentlich mit ihrer Krankheit arrangiere, und gesagt, dass der Psychiater ihr helfen könne, sich die Störung zu verzeihen, na ja, was Sozialarbeiter so redeten, wobei die Cestrò ... Sie mochte die Cestrò.

Bis jetzt, erzählte sie, könne man aber noch nicht viel sagen, außer dass er alt sei, ein alter Analytiker, dass er ihr nicht auf die Nerven gegangen sei, ein paar Witze gerissen und ihr sogar zu der Manie gratuliert habe.

»Das hat mich voll aus dem Konzept gebracht, du weißt ja, normalerweise ist für Psychiater die Manie so was wie der Kommunismus für den Papst, aber nein, er hat gesagt, eine Manie sei eine große Kraft und wäre bestimmt schön für mich.« Eli guckte immer noch ganz verdattert.

Dies war das erste Mal gewesen, dass ein Psychiater sie förmlich zu ihrem Wahn beglückwünscht hatte, und es war an der Zeit gewesen. Denn der Wahn *war* schön. All die mystischen Erlebnisse, all die Erleuchtungen, die große Kraft, die Glückseligkeit, und dann kamen die Doktoren mit ihren weißen Kitteln und machten alles hässlich mit ihren Diagnosen: Schizoaffektiv. Persönlichkeitsstörung. Borderline. Man war immer mangelhaft, nicht richtig, nicht heil. Wenn mal einer käme und sagte: Oh, du hörst Stimmen, du bist erleuchtet, du hast das dritte Auge, wie schön für dich, ich gratuliere, welch ein großer Gewinn für dich und die anderen – das wäre anders.

Es war schön, dass der Arzt sie ein wenig verstanden hatte. Es würde allerdings dauern, bis sie ihm vertrauen konnte.

»Vielleicht ist er auch senil«, fuhr sie fort, »er wiederholt sich andauernd, hat mich beim Erstgespräch bestimmt dreimal gefragt, wie mein Umgang mit meinen Fehlern sei, ob ich mir die verzeihen könne. Beim zweiten Mal hat er nicht mehr viel gesagt, vielleicht hat er da geschlafen, wer weiß, ich liege da auf so ‘ner Couch und sehe ihn nicht. Du weißt ja, Analytiker, man muss immer aufpassen, ob sie nicht gerade Golf spielen, während du daliegst und vor dich hin textest.«

Martin lachte und sah Eli an, die abermals so weise nickte, als habe sie Freuds Werke persönlich geschrieben.

»Und dein Praktikum?«, fragte er. »Wann geht‘s los?«

»Oh, bald.« Eli sprang aufgeregt vom Stuhl und setzte sich wieder hin. »Das geht nächste Woche schon los. Dr. Broekmaier ist richtig begeistert von der Idee. Ich soll alles aufschreiben, unsere Geschichte von damals aus meiner Sicht und wie es in der Psychiatrie ist. Er findet das auch sehr unterstützenswert, die betriebsintegrierten Arbeitsplätze. Er freut sich schon auf meine charismatische Persönlichkeit, hat er auch noch gesagt. Ich hab ihn direkt gefragt, ob er noch eine zweite Zeitung aufmachen kann, so viel hab ich zu erzählen.« Sie lachte. »Oh Martin, ich hab jetzt voll die Pläne. Große Pläne.«

Martin sah sie an. An *Plänen* hatte es Eli bisher noch nie gemangelt.

»Ich könnte jetzt«, fuhr Eli fort, »zum Beispiel ein Buch darüber schreiben, wie es ist, als Behinderte in einer Behindertenwerkstatt zu sein.«

»Ja«, sagte Martin leise, »ja, das könntest du.«

Das könnte sie tatsächlich, dachte er, wenn sie sich jeden Tag an den Schreibtisch setzen würde und dort sitzen bliebe, die Unruhe aushalten würde in sich und die Spannung. Wenn sie tatsächlich die Ideen zu Papier bringen würde, eine nach der anderen, systematisch, und nicht beim kleinsten Frust aufspringen und etwas anderes anfangen würde. Wenn sie nicht die Nacht zum Tage machen würde, den Rausch in sich zügeln könnte. Sie verströmte sich haltlos in der Manie, doch wenn es ihr gelänge, den Rausch in kleinere Häppchen aufzuteilen, könnte sie eine Menge schaffen. Eli war originell, kreativ, sie hatte eine Menge Fantasie. Doch es war, wie Kant gesagt hatte: »Fantasie ist unser guter Genius oder unser Dämon.«

Für Eli war die Fantasie oft ein Dämon gewesen – es wurde Zeit, dass sich das änderte. Er würde alles tun, um ihr dabei zu helfen. Er würde sie oft sehen, sie wäre nun bald seine Kollegin. Er musste zugeben, dass er sich darauf freute. Er hatte sie vermisst, sehr sogar.

Ach, verdammt, er wollte sie in seinem Leben. Nur wie? Vielleicht, wenn sie nun ein geregeltes Leben führte, zum Therapeuten ging, ihre Pillen nahm, Sport machte ... Er träumte in den Tag hinein.

Dies war immer noch Eli. Eli, die die ganze Welt umarmte oder von sich stieß, deren Augen leuchteten oder in Tränen schwammen, die die Lust zum Prinzip machte und sonst gar nichts, die man so nehmen musste, wie sie war, und die man nicht ändern konnte oder durfte.

Aber wenn sie nun zwei getrennte Wohnungen hätten, sich öfter sähen, es langsam angingen, behutsam? ... Er liebte sie. Ja, er liebte sie. Das hatte nicht aufgehört.

Immer vorsichtig, ermahnte er sich. Ganz langsam. Dann legte er seine Hand auf ihre. »Eli«, sagte er, »ich habe viel darüber nachgedacht. Ich würde dich gerne wiedersehen. Privat, verstehst du, nicht nur beim Echo. Ich ... wir sollten es aber langsam angehen lassen, vorsichtig sein und –«

Eli beugte sich vor, nahm sein Gesicht in beide Hände – nicht ohne dabei die Kaffeetasse vom Tisch zu fegen – und gab ihm einen langen, stürmischen, ausdauernden, innigen, wundervollen Nach-allen-Regeln-der-Kunst-Kuss, der Martin so vorkam, als habe Eva gerade Adam geküsst.

»Ich freu mich so. Ich freu mich so wahnsinnig«, sagte sie anschließend andächtig. Martin lächelte sie an.

»Aber Eli«, sagte er, »ruhig. Vorsichtig. Ganz langsam. Viel reden. Nicht einfach laufen lassen. Vielleicht gehe ich mit dir zu dem Therapeuten. Und es ist so: Ich brauche einen Plan in meinem Leben. Etwas Struktur. Ordnung und Planung. Das ist wichtig für mich. Sehr wichtig. Glaubst du, du kannst mir das versprechen?«

»Schatz«, antwortete Eli und kreuzte zwei Finger unter dem Tisch, »ich sage doch, ich verstehe etwas von Plänen. Und ich werde eine ordentliche kleine Hausfrau sein. Sieh doch, ich habe ja bereits eine Schürze und ein Häubchen. Ist das nicht ein Zeichen?«

»Amen«, sagte Regener trocken und gab ihr einen Stups auf die Nase. »Weißt du was? Ich schätze, ich lade dich demnächst einfach mal ganz unverbindlich auf einen Kaffee ein.«

»In Ordnung«, sagte Eli glücklich, die es nicht ausstehen konnte, wenn sie nicht das letzte Wort hatte. »Sagen wir, in einer halben Stunde bei mir.«

Nachwort

Alle Figuren im Krimi, deren Namen und die Handlung sind völlig frei erfunden, etwaige Ähnlichkeiten – auch Übereinstimmungen mit Werkstätten für psychisch kranke Menschen oder deren Mitarbeitern – sind rein zufällig und nicht gewollt. Das Buch ist Fiktion und abermals Fiktion.

Mein Pseudonym ist genauso rein zufällig entstanden und hat nichts mit real existierenden Personen zu tun.

Elis Weg in die Werkstatt habe ich verkürzt dargestellt. In Wahrheit läuft es wie folgt:

Kandidaten werden von einem Träger – etwa Arbeitsagentur oder Landschaftsverband – zugewiesen, dann erfolgt eine Kontaktaufnahme durch den Sozialen Dienst der WfbM. Bei Interesse der Kandidatin oder des Kandidaten schließt sich ein dreimonatiges Eingangsverfahren an, bei dem die Interessenten alle Arbeitsbereiche kennenlernen, danach folgt ein Praktikum. Dann erst wird gegebenenfalls ein Rehaantrag gestellt, bei Bewilligung bleiben die Kandidaten zwei Jahre im Rahmen der Rehamaßnahme entweder in der Werkstatt oder auf dem externen Arbeitsmarkt zu geförderten Konditionen. Bei Ende der Maßnahme können die Bewerber in den Berufsbildungsbereich, schließlich in den Arbeitsbereich übernommen werden und auch in diesen Bereichen entweder »drinnen« – Werkstatt – oder »draußen« – externer Arbeitsmarkt – zu geförderten Konditionen arbeiten.

Außerdem gibt es noch die sogenannte »Arleb«, eine Maßnahme der Arbeitsagentur, bei der Interessenten die Werkstatt auf Probe kennenlernen und ihre Arbeitsfähigkeit testen können.

Tatsächlich kann man die Werkstatt aber auch relativ schnell von einer Klinik aus kennenlernen oder aus einer anderen Maßnahme heraus dort ein Praktikum machen, und manchen Menschen kommt es dann so vor, als würden sie gegen ihren Willen in die Werkstatt verfrachtet. Eli Sudfeldt wäre gewiss so ein Typ.

Danksagung

Hm. Mal überlegen ... wem verdanke ich was?

Da wären zuerst beste Freunde und Freundinnen, die es toll finden, dass ich schreibe und sogar Leute meine Bücher kaufen. Auf deren Hilfe, Aufmunterung und ein Gläschen Wein kann ich immer zählen.

Allen voran: Thomas, Heike, Gerd, Petra, Gertrud, Christel, Sven und Roman. Danke!

Weiter danke ich Christine und Rolf für gute Ideen bei schönen Spaziergängen.

Meine Testleserinnen Michaela Mayer und Ilse Eichenbrenner: Ihr habt kompetent und zügig Finger in Wunden gelegt, aber auch mit Lob nicht gespart. Danke, das hat mir sehr geholfen!

Ich danke Friseurmeisterin Nina Müller für Verschönerungen nicht nur des Manuskriptes.

Sarah Richert, meine Lektorin, hat abermals mein Buch in ihre fähigen Hände genommen. Durch enorm viele Lobhudeleien und unerschütterliches Zutrauen lässt sie mich stets hoffen, dass der Roman – am Anfang nur ein Haufen Papier mit einer ratlosen Autorin – eines Tages lesbar sein wird. Ihr gründlicher Blick und ihre klugen Ideen tragen viel dazu bei – herzlichen Dank.

Wieder einmal hat mich der Psychiatrie Verlag mit Lob, auch Tadel – und gutem Kuchen versorgt, dafür ein Dankeschön.

Margret Osterfeld weiß so einiges über Tavor, und ich durfte sie zu diesem Thema ausfragen. Vielen Dank.

Charlotte Dahlheim vom Gesundheitsamt Köln hat geduldig meine Fragen rund um Drogen und Medikamentenmissbrauch beantwortet – ich danke.

Dank geht an Rechtsanwalt Lothar Gorholt, zuständig für juristische Fragen und langmütig ansprechbar. Ganz herzlicher Dank für viel Zeit und viel Geduld!

Außerdem danke ich der Presseabteilung der Deutschen Bahn für Auskünfte über Suizide und Suizidbewältigung.

Ich danke Friedrich Nolte vom Verband Autismus Deutschland e. V. sowie dem Autismus-Therapie-Zentrum Köln und Volkmar Aderhold für nützliches Wissen über Autismus.

Die Alexianer Werkstätten Köln haben mich in jeder Hinsicht unterstützt: als Ideengeber, mit Lob und Aufmunterung, mit Rat und Zeit. Hier danke ich vor allem Herrn Hopster für sein Entgegenkommen, Frau Berger für sehr hilfreiche Tipps rund um Blätterteigpastetchen und Hackebeilmaschinen sowie Frau Cseh für Informationen rund um die Integrationsassistenz und allgemeine Werkstattangelegenheiten.

Die liebenswürdige kleine Horde in Porz mit ihren Häuptlingen Herrn Volkmar und Frau Stoffregen – es ist schön, dass es euch alle gibt.

Es war fabelhaft, dass ich Lutz Martschinke vom Polizeipräsidium Köln jederzeit ausquetschen konnte und er schnell, nett und fähig alle möglichen Fragen über Polizeiarbeit beantwortet hat. Tausend Dank! Ich fürchte, im Gegenzug habe ich die Polizei etwas schlechter wegkommen lassen, als sie ist.

Michael Eink hat den Titel angeregt – danke.

Bernd Kuhnert danke ich für nützliche Hilfen aller Art.

Meiner Familie danke ich für treue Familienbande: Mutter, Schwester, Schwager und Nichte, in guten und in schlechten Tagen.

Und schließlich danke ich Matthias, ohne den immer noch gar nichts möglich wäre.

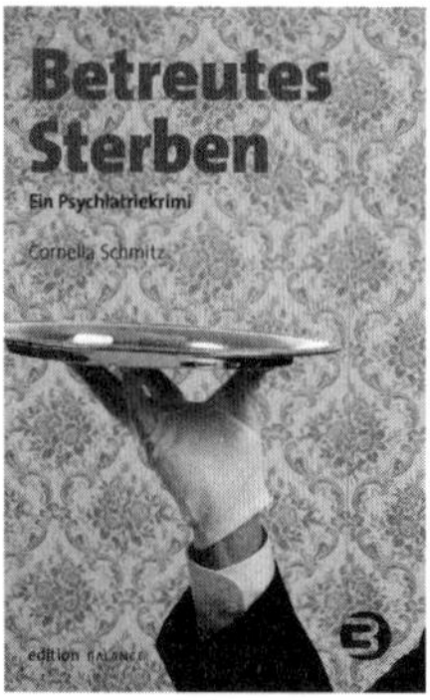

Cornelia Schmitz
Betreutes Sterben
Ein Psychiatriekrimi
200 Seiten
edition Balance 2017
ISBN-Print: 978-3-86739-117-7,
15,00 Euro
ISBN-ePub: 978-3-86739- 882-4
12,99 Euro

»Das reinste Irrenhaus«, sagte Eli, »illegale Tests, die Chefärztin korrupt und lauter Undercoverpatienten! Wahrscheinlich war ich überhaupt die einzige echte Kranke hier, und dabei bin ich völlig gesund.«

Erfahrungswissen mal ganz anders: Ein spannender Kriminalroman aus dem Innern der stationären Psychiatrie, der sehr humorvoll Partei für die Rechte von Patienten ergreift. Eingebettet in die witzige und kenntnisreiche Schilderung des Milieus greift der Plot ein immer wieder heiß diskutiertes Thema in der Psychiatrie auf: den Nutzen von Psychopharmaka.
Mit Tiefenschärfe, Sprachwitz und solider Erzählkunst wirft die Autorin einen kritischen Blick nicht nur auf undurchsichtige Vorgänge und rätselhafte Todesfälle, sondern auch auf Schauplätze, Charaktere und die Atmosphäre einer geschlossenen Station. Figuren und Handlung sind frei erfunden und doch wahr. Unterhaltsam und pointiert werden Themen wie Selbstbestimmungsrecht, Zwangsmaßnahmen und die Machtverhältnisse in einer geschlossenen Institution dargestellt.